这才是医学

[美]克里斯托弗·万耶克（Christopher Wanjek）——著

华宁——译

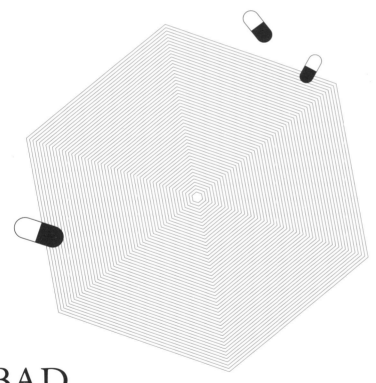

BAD
MEDICINE

Misconceptions and Misuses Revealed, from Distance Healing to Vitamin O

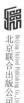

北京联合出版公司
Beijing United Publishing Co.,Ltd.

图书在版编目（CIP）数据

这才是医学 /（美）克里斯托弗·万耶克著；华宁
译. -- 北京：北京联合出版公司，2021.6
　　ISBN 978-7-5596-4799-3

　　Ⅰ. ①这… Ⅱ. ①克… ②华… Ⅲ. ①医学—普及读
物 Ⅳ. ①R-49

　　中国版本图书馆 CIP 数据核字（2020）第 246396 号

　　北京市版权局著作权合同登记　图字：01-2021-1123

这才是医学

作　　者：[美] 克里斯托弗·万耶克
译　　者：华　宁
出 品 人：赵红仕
出版监制：刘　凯　马春华
选题策划：联合低音
责任编辑：云　逸
封面设计：何　睦　杨　慧
内文排版：刘永坤

关注联合低音

北京联合出版公司出版
（北京市西城区德外大街 83 号楼 9 层　100088）
北京联合天畅文化传播公司发行
北京华联印刷有限公司印刷　新华书店经销
字数 209 千字　880 毫米 ×1230 毫米　1/16　17 印张
2021 年 6 月第 1 版　2021 年 6 月第 1 次印刷
ISBN 978-7-5596-4799-3
定价：68.00 元

声　明

——

Declare

　　本书提及的部分医学观点可能与读者认知相悖，仅代表作者或提出者的个人观点，出版社已竭尽所能确保本书在出版时信息的准确性，不承担实施本书建议带来的任何医学后果。

谨以此书献给我的父亲

爱德华·利奥·万耶克（Edward Leo Wanjek）

致 谢

Acknowledgments

特别感谢Suzumi Yasutake，感谢她十足的耐心和源源不断的茶水侍奉；感谢格雷丝·玛丽·奥特（Grace Mary Ott）、李·卡尔（Lee Carl）、史蒂夫·马朗（Steve Maran）和斯基普·巴克（Skip Barker）推动了项目的进行；还要感谢以下个人及机构给予我的帮助、建议甚至嘲笑。这里我为了追求独特性，特意用姓氏字母逆序排列他们：迈克尔·万耶克（Michael Wanjek）、小爱德华·万耶克（Edward Wanjek Jr.）、保罗·F. 汤普金斯（Paul F. Tompkins）、理查德·托达罗（Richard Todaro）、克雷格·斯托尔茨（Craig Stoltz）、马克·斯特恩（Marc Stern）、威廉·施泰格瓦尔德（William Steigerwald）、简·舒尔（Jane Shure）、查尔斯·塞费（Charles Seife）、埃里克·扎博（Eric Sabo）、P. 巴里·瑞安（P. Barry Ryan）、理查德·莱因哈特（Richard Rinehart）、菲尔·普莱（Phil Plait）、查尔斯·奥特（Charles Ott）、里巴·诺维奇（Reba Novich）、美国国立卫生研究院（The National Institutes of Health）、艾米·拉努（Amy Lanou）、伊拉娜·阿吕（Ilana Harrus）、珍妮·格雷（Jeanne Gray）、托马斯·丹齐克（Thomas Danzig）、贝弗利·科沃特（Beverly Cowart）、玛丽·科波拉（Marie Coppola）、杰茜卡·克拉克

（Jessica Clark）、帕特里克·卡罗尔（Patrick Carroll）、卡拉·坎托（Carla Cantor）、霍华德·布赖特曼三世（Howard Brightman Ⅲ）、安·布拉德利（Ann Bradley）、马林·艾伦（Marin Allen）；以及感谢美国国家科学院的成员选了我。

最后，特别感谢戴夫·克雷金（Dave Craigin）和杰夫·路易斯（Jeff Lewis）为第 36 章内容贡献的想法。

目 录

第五部分
巫医的回归

前言 "坏"医学之源

Introduction: The Roots of Bad Medicine

如果和古老的蟑螂相比，人类简直相当于物种界的新生儿。大约在15万年前，第一批人类才从非洲中部大草原上挺直站立，他们带着磨尖的石头和强烈的好奇心，出发去征服世界。而蟑螂如影随形，从来不会浪费任何一个蹭饭的机会。现在来看，很难判断我们和蟑螂到底谁是最后的赢家。要是单比重量的话，估计世界上的蟑螂加起来完胜咱们。人类也一直在被细菌和病毒追杀，在它们眼里我们是最容易得手的猎物。拥有大脑袋的我们一直很难接受这样的事实：人类并非世界的主人，而那些肉眼看不见的微生物才是自然界的真正统治者。我们其实并不是生活在人类时代，准确来说，我们生存在细菌时代。在快149 900年的光阴里，人类都对这一事实熟视无睹。直到19世纪接近尾声的时候，人类灵光乍现，大呼一声"尤里卡"，于是乎，细菌学诞生啦！我们立刻将此来之不易的知识应用到医疗领域。我们开始勤洗手，确保城市干净供水，发明疫苗，研究细胞分子机理。到20世纪末，人类的平均寿命比历史记载的暴增了一倍！

由此看来，人类可算是成绩斐然。因为很多时候，大自然的力量远远超过人类能驾驭的范围，甚至具有压倒性优势：干旱和饥荒恣意来袭；传染病荡平整片村庄和城市；火灾、洪水、地震让几百年的修筑瞬间灰飞烟灭。想象一下，如果不幸穿越到 4000 年前，你该有多么无助。坦率地说，你和我都不是爱因斯坦。我也不是万事通，比如，我就不知道如何用沙子变出玻璃，或是如何把玻璃磨成放大镜。而且我干吗要这么费劲？我去哪儿得知世界上竟然还会有小到连我眼睛也看不见的东西！固然，我可能会对被阳光晒热的石头感到好奇。我一定会如是想：太阳一定是热的！但估计我还是参不透为何今年颗粒无收，也想不通为何我会连生十个孩子夭折了八个。

在过去的无数个世纪中，人，像你我一样机灵的人，把遇到的无论好事孬事都赖到神仙头上，顿时一切就显得好有道理！可是慢慢地，我们渐渐学会依靠自己。我们察觉似乎一些植物的果实、根茎、花朵之类的部位能缓解病痛：在身上抹一些油可以治疗皮疹或烫伤；喝茶可以暖胃。当然，后来我们也发现，要是争抢水源打架打破了脑袋，那么杉树灰和咒语其实也帮不上啥忙。仔细算来，三个土秘方对了俩，还是不错的成绩！可是我们搞不清为何秘方的药效时有时无，当然也没有去追根究底。我们只是继续延用祖传秘方。最终我们得出结论，哪次方子起效完全是神仙说了算。

草药一直以来都在医疗界占有一席之地。世界各地出土的史前壁画显示，早在 4 万年前，人们就在用草药治病。著名的冰人奥茨（Ötzi，一具于 1991 年在意大利境内阿尔卑斯山脉发现的保存完好的冰封木乃伊）在过去的 5000 年里一直揣着治疗胃痛的草药。他的医生一定是一位精神治疗师。那时的人们觉得精神力决定了疗效，所以古时候行医开方的一直是牧师、萨满或巫医。人们相信祷告、宗教仪式和草药的疗效不分上下，甚至效果更佳。人类以这种模式生活到了公元前 3000 年。

在埃及，治疗首次从艺术范畴投身到科学旗下。一直以来，人们认为中国拥有世界上最古老的草药文化，这其实是一笔抹杀了所有的其他文明。在5000年前，中国在草药治疗上并不比美洲或澳大利亚的原住民先进。而埃及却于公元前3000年，率先开启了病因和疗效之间因果关系的研究。更关键的是，埃及人记录下了他们当时的想法。埃及人认为心脏是思想的中心，肝脏主司造血，脑袋负责冷却身体。这些理论当然错漏百出，但却不失为一个良好的开端。平心而论，如果没有现代电子仪器的帮忙，我们又能从何处得知肝和大脑的具体功能？

古埃及人利用草药、手术，以及一点点魔法的帮助，开始系统地治疗疾病。塞赫特－恩纳克（Sekhet'eanach）和印何阗（Imhotep）是两位公认的现代医学的鼻祖。不同于之前的牧师、萨满或是巫医，这两位先驱详细地记录了治疗过程，区分了有效的和无效的方案，并将所用方法传授给了其他医生。早期的医学成就包括蜂蜜疗伤，虽然那时的医生并不清楚其原理是隔绝伤口和预防外部感染，而且蜂蜜本身也有杀菌的成分。可是就像所有自负的人类一样，古埃及时代也认为药的疗效和医生无关，决定病人命运的还是神明。

公元前2000年，中国的医生开始系统地记录植物根茎叶的药用价值。中国人其实并没有把生病归咎于神仙，反而认为是阴阳失调导致病邪入体。治病其实就是重塑阴阳平衡。这种思想比古埃及要更进一步，因为古埃及人并没有究其生病的背后原因。中国发展出几类调和阴阳的方法，其中包括针灸和按摩。中国人认为这两项技术可以引导"气"（一种重要的能量）的流转来平衡阴阳。中医认为锻炼和深呼吸也会推动气的流转，草药含有不同的金木水火几大元素，正是这些元素可以调和阴阳。这一阴阳调和理论又在以后的2000年里逐步完善。很多药方其实不一定有用，但是也吃不死人。所以它们没有随着时间而湮灭，在医学文献中被记载下来，流传至今。中医"以形补形"的错误理论就这么流传下来了，以至于很多中国人到今天还认为虎鞭可以治疗阳痿。

到公元前 1000 年，印度医生的手术成功率达到世界领先水平。他们懂得如何排出体液、缝合伤口、取出肾结石，甚至做一些简单的整形手术（比如给因通奸被罚砍掉鼻子的人做手术）。与中国不同的是，印度当时疗伤和宗教祭祀还没有完全分家。不久之后，印度传统医学学派阿育吠陀于公元前 200 年出现并发展。阿育吠陀是一个囊括了草药、饮食、精油和瑜伽的传统医疗体系。

在西方，希腊延续了古埃及的传统。公元前 400 年，希波克拉底（Hippocrates）为现代医学打下了基础。他率先提出凡病皆有因，应从此着手治疗疾病。这彻底淘汰了巫医和魔法（至少在当时）。希波克拉底借鉴了中医和印度传统医学，提出了体液学说，认为人体由四种体液构成：血液、黏液、黄胆汁和黑胆汁。不过他略微做了一点儿改进。他认为疾病是因，导致四种体液失衡，从而使人感受到不同的病症。这与失衡为因、病为果的理论是截然不同的。他认为致病的最根本原因是饮食不均衡、缺乏锻炼、空气质量差，或是外伤，比如打架时肩膀上被人插了一刀。

从这时开始，西方正式迈上了现代科学的康庄大道。希波克拉底对饮食、锻炼和新鲜空气重要性的阐述完全正确，他时常提醒病人要注意健康饮食并适当放松精神。受他的理念影响，罗马帝国建筑了复杂的供水体系，基本能为罗马每个主要城市提供干净的自来水、浴室和排水管道。那个时代，一个城市已经能容纳成百上千的居民，如果不是这种完善的供排水系统，疾病可能会横行。但是，希波克拉底关于四种体液论的学说却是完全错误的，同时，他还拥护放血的理论，企图排出"多余的"血液。我们知道，此后中世纪的欧洲采用了四种体液论和放血疗法，但摒弃了干净的水和空气。

克劳狄·盖伦（Claudius Galen）是一个生于土耳其的希腊人。他在埃及学成医术后，于公元150年前后在地中海一带走江湖，主要为角斗士做外科手术。通过游走各地医治那些伤痕累累的角斗士，他对人体结构的熟稔程度超过了同时代的人。无数头部外伤的病例显示了脑袋是思维的中心，而不是心脏；无数脊柱受损的案例表明，神经系统控制人的行动；无数静脉损伤的案例显示，血液在全身流淌。以上这些都代表了人类对人体了解的巨大进步。盖伦在希波克拉底的体液说的基础上发展出"反相（对着干）"的治疗理论。举例来说，那时大家认为发烧是过多热性黄疸汁堆积的后果，他就用凉水和食物来治疗。盖伦也是人体解剖学的先驱。不过就像在古埃及、古代中国、古印度和古希腊一样，在罗马解剖尸体也是一件忌讳的事。所以他就利用猪来模拟人体解剖，绘制出了第一张人体构造图。这一行为基于一个（错误的）假设，那就是人和猪的内部结构是一样的。

那时手术技术并不完善，依然是一件需要鼓起勇气来做的事。医生并不了解消毒手术器械和保持创口洁净的重要性，病人术后一般会死于感染。如果截肢的话，止血是靠烧热的烙铁来完成的。光想想就痛，这就是传说中的烧灼术，死亡率极高。而难产的话，只有在产妇濒死或已逝的时候才会实施剖宫产手术。根据这个，我们其实可以推测恺撒大帝并非像传说中的那样"破腹而生"（《牛津英语大词典》也如是记载），他的母亲在恺撒当政时期还活得好好的。直到18世纪，产妇才能够历剖宫产[1]之劫而幸存下来。

---

[1] 剖宫产的英文名cesarean birth源自Caesarea。按字面解释，意为恺撒的切开，这一手术与罗马皇帝或恺撒有一些关系，但也有附会的成分。——译注（本书如无特殊说明，脚注均为译者所加）

盖伦的指导方针在接下来的 1500 年发扬光大，占据主流医学地位。其要旨是这样的：呼吸把一丝灵气从外部无处不在的"世界之灵"通过气管引入体内，然后灵气通过肺静脉到心脏，与血液混合。那时，人们还不知道血液在体内是循环往复的，认为血液像在瓶子里的水一样晃来荡去。我们今天知道这丝灵气就是氧气。氧气穿过身体各个部分，帮助身体正常工作。这丝灵气融入大脑，大脑才有能力发出指令，控制身体其他部分运转。这一切没有一个与事实大相径庭。总而言之，这些真的是相当了不起的医学成就。当然，其中难免存芜，盖伦奇怪地觉得子宫是导致妇女患上歇斯底里症的原因，认为切除子宫可以帮助人摆脱歇斯底里的困扰。

罗马文明在 5 世纪末开始沉寂下来，理性思潮之风一路向西，刮到了阿拉伯世界。从史料上来看，在波斯和阿拉伯的"坏"医学并不多见。伟大的波斯医生拉齐（Rhazes，约公元 900 年）和阿维森纳（Avicenna，约公元 1000 年）在希腊传统之上整理并建立了疾病和治疗方案的科学体系。拉齐，或又被人称为阿尔－拉齐（al-Razi），明确了麻疹和天花之间的区别。阿维森纳，又名伊本·西那（Ibn Sina），则第一个注意到脏污的环境可能引发伤口感染。伊斯兰教的圣书《古兰经》教导富人应该勇于承担起治疗病人和穷人的责任。到 12 世纪，巴格达竟有六所医院，还全都是免费的。而同时期的伦敦和巴黎只各有一家医院，并且超出了穷人的负担能力。与彼时欧洲医院迥异的是，从地中海东部沿岸到西班牙的穆斯林医院都受到定期监察，并且根据疾病的种类，医院被划分成不同的病区。而同时代的亚洲在医学上则停滞不前：阿育吠陀还在印度盛行，草药针灸遍及东亚和东南亚各地。

让我们把目光再转回西方，盖伦和希波克拉底的医学理论在几个世纪内发生突变，"坏"医学的萌芽出现在了欧洲。这是我们第一次真正使

这才是医学

用"坏"医学一词。让我们放古人一马，毕竟他们只是秉着好奇之心想弄明白一切的缘由。在世人所称的黑暗时代，欧洲人有意无意地放弃更好的治疗技术。注重清洁和个人卫生，这一由希腊和罗马人建立的正确理念被弃之若履，同样被抛弃的还有病必有其因的理念。从这里开始，我们的"坏"医学开始生根发芽。今天仍然有不少人拜倒在其门下——他们拒绝接种疫苗，反对在自来水中添加氯化物，一味迷信古代秘方，用其来替代正规治疗。我们正在进入新的黑暗时代，一个私人定制的黑暗时代，自此拉开了序幕。

四体液学说

四体液学说从古希腊时期到近 20 世纪主导了整个西方世界的思潮，中国和印度的医学也是基于与四体液学说相似的概念。我们根本撼动不了其根基。今天所有的替代疗法，也就是"坏"医学，从阿育吠陀到芳香疗法再到触摸治疗，都可以直接追溯到四体液学说时代。

四体液学说从科学性上来说无疑是错误的，但我们不得不承认其高明之处在于，包罗世间万象，渗透生活的各个方面。这四种体液指的是血液、黏液、黄胆汁和黑胆汁。这些分别对应于世间四种基本要素：水、火、土和气。血液温暖、潮湿，代表气；黏液阴冷、潮湿，代表水；黄胆汁温暖、干燥，代表火；黑胆汁阴冷、干燥，代表土。这些物质合而为一形成人的体液。例如，脓被认为是黏液和黄胆汁的组合；尿和粪便主要由黄胆汁和黑胆汁混合而成。这四种体液还暗合人的四种情绪和四季变换。血液象征着春天（热和湿），以及热情或乐观；黏液象征着冬天（冷和湿），并代表冷漠、麻木、苍白或懦弱；黄胆汁象征着夏天（热和干），也代表着易怒和暴力；黑胆汁象征着秋天（冷和干），也代表着忧郁。

甚至食物也是以这种中世纪思维方式分类的。牛肉性属热且干燥，黑胡椒则大热且干燥。鸡、牛奶和奶酪都是湿热的。蔬菜根茎是寒性的并且干燥，绿叶蔬菜和鱼则是带着湿气的寒性物质。蘑菇属大寒并带有湿气，和黑胡椒完全相反。干湿或寒热的程度有着更详细的划分。这就是与中世纪分类法相合的四类食物划分法，但此法受到牛肉和乳制品行业的强烈抵制。

人类体质分属湿热的程度，随年龄和性别不同而有差异。较年长的人往往倾向于偏寒、偏干燥；南方人则比北方人更倾向于热血质。疾病的产生是这四种体液失衡引起的，而药物的作用就是要使这些体液恢复平衡，从而治愈疾病。其中一种方法就是食疗。如果病人诊断出来身体偏寒、偏湿，医生就会开一些性干性燥的食物为病人调理。换句话说，就是病人吃不上水果或绿叶蔬菜这些对病情实际有益处的食物。同理可推，体质湿热的人——先且不论到底什么样的体质才算湿热——会被推荐食用性寒且干燥的食物，比如说蔬菜根茎。

另一种恢复平衡的方法就是那臭名昭著的排毒放血疗法。放血疗法据称有让身体降热排湿的功效。毫无疑问，医生假设了其大部分病人是热湿体质，因为放血疗法是欧洲迄今为止，在横跨 2000 年时光中，使用频率最高的治疗方式。放血疗法，说破天不过是有可能帮患者退烧。但是，正如你所料，它几乎没有治疗效果（抽出少量血液的确可用于治疗红细胞增多症，这是一种红细胞过剩的病症，但是直到 20 世纪，医生才知道有这种病的存在）。血液，无论从哪方面来看都很重要。身体在供血不足时最容易受到疾病的攻击，因为血少也意味着白细胞的数量减少，而白细胞是身体抵御疾病的免疫卫士。甚至炎症表面上看起来像血液过多而导致肿胀，但如果供血不足的话，炎症也会不轻反重。然而，欧洲的富豪曾经流行每隔

这才是医学

两个月就给自己放一次血，把它当成了有病治病、没病防病的万能良方。当时的有钱人认为放血是一种很重要的养生手段，因为他们认为肝脏通过消化食物制造新鲜血液，吃得太多的话就得靠放血来平衡贪吃的结果。一般医生会给病人放个几升血液，通常直到病人昏厥过去才会停手。理发师靠着手中的剃刀，在放血疗法产业里拔得头筹——你说在手臂上拉条口子哪里需要什么正规的医疗培训？从古到今的理发店，外面都挂着红白相间的转桶，其中白色代表绷带，红色则代表血淋淋的手臂。

　　放血曾经深入西方世界，成为一种生活方式。其重大技术突破是水蛭疗法的出现。水蛭的使用让出血过程变得更为可控，医生埋头苦学就是为了掌握这门高深的知识，知道在身体的哪个部位可以放多少条水蛭，以及可以放置多长时间。19世纪初，法国的医院常常不管三七二十一让患者在见医生之前先来一通水蛭疗法。放血疗法这一灵感来自于弗朗索瓦·布鲁赛（François Broussais）博士，他认为所有疾病都是由血液过剩引起的。19世纪30年代左右，巴黎市水蛭的年消耗量超过600万只，直接导致法国一蛭难求。显然，水蛭疗法比传统的放血疗法痛苦小些，这不能不说是个进步，但其同样是毫无用处甚至有害的。

　　一个挑剔的中世纪学者会指正说，抽血或静脉切开术只是众多排毒疗法之一。你还记得吗，治病的关键是恢复身体体液平衡，所以正确方法就是去除体内那过多的体液。第一步是确定究竟是哪种体液过剩，是血液、黏液、黄胆汁，还是黑胆汁。诊断要基于患者的精神状态、皮肤或舌头的颜色、尿液的气味或味道、饮食状况，以及当时所在时节和星象来综合做出判断。今天替代疗法的大师还经常使用这些手段。排毒包括放血、催吐、捂汗、起泡、咳痰和排便。通常会征用某些毒素来辅助排毒：有毒的山梗菜又叫催吐草，效果明显；动物粪便做成的药膏可以用来发汗并催

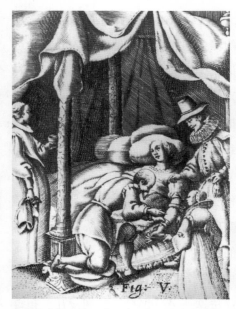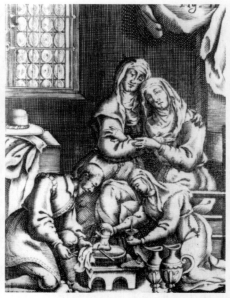

放血部位有手臂、腿、手、脚、舌头或臀部，这种疗法持续约 2000 年。插图作者：钦蒂奥·达马托（Cintio d'Amato）。图片由国家医学图书馆提供

咳；吐酒石（酒石酸锑钾的俗称）是一种有毒的白色粉末状矿物盐，被认为有祛痰和催吐功效；含汞的化合物一般用作泻药和通便的栓剂；还有一堆讨厌的植物可以帮助皮肤上出水泡。请君放心，所有这些都是如假包换的纯天然药物。

　　在欧洲和美国，排毒疗法一直蓬勃发展到 19 世纪末。美国《独立宣言》的签署者之一本杰明·拉什（Benjamin Rush）是放血疗法的先驱。他还一直致力于反对手淫的运动，其方法是用耻感教育，使美国大兵对此行为感到羞愧（见第 3 章）。拉什成功地起诉了一位费城的著名记者。这名记者暗示拉什是一个凶手，他认为拉什采用放血治疗致使许多病人因失血过多而亡。显然，法院当时也站在放血疗法一边。传闻乔治·华盛顿

（George Washington）也死于放血疗法，但他实际上死于急性细菌会厌炎症。顾名思义，这是炎症的一种，其发炎部位在会厌，而会厌是喉的软骨之一，其作用是在吞咽时防止食物进入肺部。显然，在 12 小时内放出 2.4 升的血液应该不会对缓解会厌炎症有任何帮助。（乔治·华盛顿的主治医生之一建议切开气管来帮助华盛顿呼吸，但他的提议被推翻，大多数人赞成放血，因为切开气管在当时被认为是一种太新、太激进的手术方式。）

工业时代只是带来了更多也更可怕的新方法来排除所谓的多余体液。工业酸成为让皮肤起泡的不二选择。水银是药物中常见的添加剂，因为它在室温下以液体形式存在，看似神奇且独一无二。水银是水比重的 14 倍，此特性使水银被应用于冲洗消化系统。那个年代的理论宣称：水银可以疏通身体阻塞，从而使体液可以更顺畅地流转和融合。电力是一个新玩具，人们在身体各部位都进行了一番测试——是的，浑身上下，只为了验证电是否可以促进各类体液的流动，以及是否可以搞出一两个水泡来。18 世纪的牧师约翰·韦斯利（John Wesley），是电疗的先驱。值得表扬的是，他希望能用这种新的疗法来替代痛苦的排毒以及有毒调理手段。也许和排毒法相比，用轻微的电击打通各"体液通道"似乎没有那么痛苦，但实际是一样毫无疗效。

其实放血及各类排毒疗法长盛不衰这么多年，实在是人类社会不可理解的奥秘之一，因为它没有带来任何明显的好处，但是带来的坏处倒是显而易见。只要随便一个简单的测试就可以证明排毒的伤害值。另一个和放血排毒一样怪异的"顺势疗法"在 19 世纪突然复兴。顺势疗法本质上就是开一些糖盐水的处方，虽然彼时的人们并不知晓此幕后故事。顺势疗法根本就不能算药，但用起来无功也无过。无论对于何种疾病，糖水显然比放血和弄出水泡来得健康。

今天，四体液说的身影又出现在阿育吠陀、芳香疗法和其他无意义且无效的替代疗法中。来自印度的阿育吠陀要根据个性类型、星象运转、气火水等基本元素来决定合适的饮食和草药。芳香疗法需要综合考虑心情、身体失调与否、十二生肖，以及星座排列，选择正确的精油组合燃烧。磁疗和晶体疗法借用了"阴冷且干燥"的石头来医治身体内多余的湿和热。触摸治疗利用治疗师手中的"正能量"打通患者体内所谓的能量通道，从而促进体液流动恢复平衡。这些疗法都可被称作是整体疗法，和所有的古老疗法一样，它们治疗疾病都是从整体出发，而不是针对单一的细菌或病毒。整体疗法把身体看成一个有机的整体，着眼于调理全身上下的平衡。

所以如果你觉得放血疗法看上去太过时，而又想试试传统医学，那么你应该可以随时随地在当今社会找到提供整体疗法的地方，而且医疗保险公司有很大可能会为你报销此项医疗费用。因为对于医疗保险公司而言，整体疗法通常比正规治疗便宜，而且从长远来看也是如此，因为选择整体疗法的患者大多死得更快。这虽然听起来有些伤感，但却是不争的事实。

中世纪的迷信

在替代疗法中，频见广告语"历经几个世纪的实践检验"，而其真实的意思是"在迷信界叱咤多年"。中世纪医学是一种迷信和科学相结合而成的怪异混合体，历经罗马帝国末期的动荡，靠着人们口耳相承流传下来。古代书籍大多保存在阿拉伯世界和少数基督教修道院。大多数欧洲平民对于希波克拉底、盖伦、普林尼（Pliny），以及其他科学奠基人的医学思想知之甚微甚或闻所未闻，更不用说有机会拜读他们的著作了。疾病寻其因、从而得其方的治疗理念已被大家抛到爪哇国了。再一次，疾病被归咎于来自上帝的怒火、人类的罪恶或邪恶的法术。

像古埃及人一样，远在希波克拉底之前，大家对圣手印何阗和阿斯克勒庇俄斯（Asclepius）顶礼膜拜，欧洲人也转向基督圣徒寻求他们的庇护。圣徒的名单那是相当长。圣露西（Saint Lucy）的美丽倾倒路人，男性见之都心猿意马，为了男同胞们能一心向圣，她自毁容貌，挖出了自己的眼睛，于是成为眼疾的守护神。圣布莱斯（Saint Blaise）路见一熊孩子被鱼骨头卡住窒息，英勇相助，于是成为咽喉病和咳嗽的守护神。通常，医治这些病唯一的方式就是祷告。显然，这与排毒疗法相比，还是要更胜一筹的。

现今草药治疗大受吹捧，被当成替代正规医疗的妙方，因为其中有的草药确实有疗效。有些草药生吞就可起效，比如用来治疗更年期潮热的黑升麻。而有些草药需要加工再服用，比如提炼柳树树皮，则会得到阿司匹林这种活性物质；又比如萝芙草中含有的一种化学物质被提取浓缩后可用作镇静剂。当然，也还有很多草药并没有任何实际的药用价值，但是它们就如同铁杉（Hemlock）和水银那样，也许仅仅因为一次显灵就流传经年。没有人敢挑战牧师或药剂师的权威。大蒜无法遏制瘟疫的传播；不管现代草药书上怎么说，菖蒲对耳聋或癫痫并无疗效，而且微量菖蒲既已有毒；紫草即使少量便已毒性不浅，也无法治愈溃疡；肉豆蔻的区区一小颗种子便已然有毒性，亦没有镇静或春药的功效。在流传下来的方子中，无用的草药占比相当大。而且这些草药并不是如现代某些书籍所称的那样，经过了时间的考验。相反，它们与一些本地或全民族范围的英雄以及圣人的名字联系在一起，需要在特定的季节、在特定的星象，结合患者的生辰八字，以及患者的体液特征才能起效。

诘问古代疗法，相当于质疑古人对疾病的理解，以及认为他们选择的治疗方案有逻辑错误。大多数人认为黑死病是由巫婆、犹太人，或者一些有罪的人引起的。同样，肮脏的外表会导致先天缺陷和许多其他疾病。孕妇不幸看到被宰杀的动物则会生下一个有唇裂的孩子。其因果关系就是：我就不小心瞅了一眼，你看看这严重的后果。从斯堪的纳维亚到德国南部都颁布过法律，禁止屠夫悬挂兔子等动物于店前。这就是替代疗法的科学基础。

表 1　四体液说

古代和中世纪的四体液说（Humors）		21 世纪的幽默（Humors）	
黏液 ——冬天，冷漠	血液 ——春天，乐观	吐槽	反讽
黄胆汁 ——夏天，暴躁	黑胆汁 ——秋天，忧郁	放屁坐垫	阿育吠陀、芳香疗法

理性的年代

我们在变得太自负前，必须牢记，我们仍然知之甚少。18 世纪的启蒙运动带人们走入理性年代，但是由于眼界狭隘，在许多方面又倒退到黑暗时代。这其中的"瑰宝"包括：种族的发明，认为欧洲人最聪明；优生学的推行，认为强制的绝育可以防止酗酒、犯罪行为和其他愚蠢行为；颅相学的大行其道，认为通过研究脑壳的形状可以确定人的智商和个性；反性和反手淫行为的运动，认为这样可以帮助人控制冲动、改善健康、保存体力和人体精气；还有一些爱吹牛的江湖医生和纯粹的骗子利用所谓的现代化学技术鼓吹包治百病的灵药。

这个时代所诞生的最大问题，就是误以为肩负重任的科学可以征服一切。这种执念即使在今天的西方依然根深蒂固。因此，我们创造各种药

这才是医学

物，如他汀类等来控制胆固醇水平，哪怕运动和饮食就可预防高胆固醇。我们寻找导致肥胖或心脏病等的致病基因，哪怕相比遗传学因素，生活方式才是这些疾病的主要决定因素。我们使用大量抗生素来治疗轻度感染，而实际上大多数情况下，身体不靠药物也能自愈。然而，所有这些疗法，无论有何种奇效，都免不了有副作用。科学技术追求的病态完美，让身处工业化时代的人们，不由得被总是宣称的尽善尽美的替代疗法所吸引，仓皇投入"坏"医学的怀抱。

我们站在世纪之交，已经走过漫漫长路，然而前路依然漫漫。放血疗法退出了历史舞台，但化疗又粉墨登场。现在治疗癌症的最常见方法是化疗，而化疗杀敌一千自损八百，身体会随着化疗和癌症一起衰落下去。手术不再意味着危险和死亡，但我们每年还有数万人死于感染和医疗事故；在发达世界基本找不到营养不良和维生素缺乏的踪影，但肥胖症又伺机而起带走无辜的生命，而在较贫穷的国家，营养不良仍然屡见不鲜。人类基因组研究揭示，我们都属于同一个种族，但种族主义依然存在。我们拥有先进的技术来保证饮用水的安全和充足丰富的食物，但病毒如影随形，蠢蠢欲动。就在这种形势下，我们还要选择放弃并破坏这些 20 世纪伟大的公共卫生成就——就像中世纪的人们放弃了先贤的教诲一样。今天，我们将继续前行还是不进则退？我们的命运也许取决于我们是否能火眼金睛，辨识出医学中的破坏分子，也就是"坏"医学。

第一部分

身体之歌的中庸之道
I Sing the Body Eclectic

我们习惯了你常常神游身外，直到我们呼唤时，你的身体没有反应，我们才知道你已经离我们而去。

——查尔斯·兰姆（Charles Lamb，1775—1834）

我们对人体的初步了解，来自新旧参半的传说轶事，以及常挂在老人嘴边的俚语，等等。现在我们对微生物世界了解更加深入，已经能清楚知道病毒是如何渗透到人体的防御系统中。我们所有人都尽职尽责地使用药品和维生素来打一场眼睛看不到，而只能靠头脑幻想的战斗。但是，我们却轻忽了更加宏观层面的问题（如味觉的原理，或种族问题与脑袋大小的关系等）。我们为了几棵树放弃了森林，我们光注意细胞却忽视了从宏观角度看身体的重要性。

脑潜力：
10% 的误解和 90% 的误导

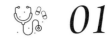 *01*

10 Percent Misconception, 90 Percent Misdirection:
The Brain at Work

　　你是不是听过一种说法，人类只开发了 10% 的大脑。大脑真的是一个巨大的、未开发的资源，有着无限潜力？"当然！"我无数次在街头，听到人们用手机闲聊时，如此斩钉截铁地断言。我不由得想起曾亲眼所见的一件事：一位姑娘夹着手机边说边走，笑着告诉朋友有"一只棕色的小鸽子"跳上了她的脚背。而事实上，那是一只麻雀。

　　值得一提的是，她为了描述这只"小鸽子"绝对动用了洪荒之力，启用将近 100% 的脑资源。视神经将一只棕色小鸟的影像通过丘脑这一大脑中继站，传输到位于大脑后方的视觉皮层。耳蜗中的听觉神经将她朋友喋喋不休的声音，通过电脉冲传递到脑干和丘脑，再转发到听觉皮层。最终在那附近的韦尼克脑区被解释为语言。与记忆相关的脑区在大脑中更是分布广泛，从海马体到杏仁核再到大脑皮层，所以我们无法确定那位小姐误把麻雀认成鸽子是具体哪个步骤出错了。不过肯定的是，她的脑干把大脑皮层命令通过她的小脑传递到肌肉，这样她才能握住手机，转过头，然后下意识地瞄一眼旁边的帅哥，顺便调整了一下她的呼吸和站姿。她的下丘脑也在积极调节她的体温。总而言之，那对于她的大脑绝对是一段忙忙碌碌不得闲的时光。

我们这位新鲜出炉的"鸟类学家"可能在打手机的当下，并没有征用100%的大脑，毕竟也没有哪一个运动需要调用全身每一块肌肉。不过她使用的脑力肯定远超10%。更重要的是，当她做了一个关于鸽宝宝和帅哥的美梦，早晨醒来时，绝对已经启用了整个大脑。所有的大脑区域和其中的许多神经元肯定会得到充分的锻炼。

现今社会，你如何使用自己的大脑，完全不干别人的事。你既可以用它来阅读《战争与和平》，也可以用它来欣赏电视相亲综艺。虽然许多人认为后者是虚掷年华，但没有人可以言之凿凿地说你90%的大脑处于休眠状态。这说法就仿佛大脑像一些未开发的油井，有朝一日可以突然迸发出智慧的火花逆势袭来。

此关于"10%"脑力的谬论至少可以回溯到100多年前，如果把冥想打坐和"智力开发"也算进去的话，这个历史算起来可能更为悠久。讽刺的是，大家公认有着高智商的阿尔伯特·爱因斯坦（Albert Einstein），也很可能为这个谬误的流传添过砖加过瓦。他曾对记者说，正是由于他有效利用了10%以上的大脑，才有了今天的成就，当然，我们也不能排除他用的是反讽手法，说的时候带着挖苦或讽刺的语气。此事真假已无从考证。来自加拿大大不列颠哥伦比亚省西蒙菲莎大学的神经病学家巴里·拜尔斯坦（Barry Beyerstein）撰写过一本书，名为《神秘的思想：探索关于心灵和大脑的流行假设》（*Mind Myths: Exploring Popular Assumptions about the Mind and Brain*）。此书用了一整章来探讨"人类只利用了10%的大脑"这一说法的源头。拜尔斯坦在书中阐述，他在1930年左右的相关研究文献中看到有人提到"沉默的皮层"一说，还有就是19世纪一些零星地方隐约暗示了这种概念，估计谬论的源头就来自这些地方。

人类对物理学和生物学的认知，于19世纪有了长足的进步。法国生理学家皮埃尔·弗卢朗（Pierre Flourens）于19世纪20—30年代进行了开创性的工作，利用兔子和鸽子的大脑找到了负责基本运动、记忆和心情的脑部区域。简而言之，他通过切除动物的部分大脑，然后观察其丧失的相关功能。几十年后，法国医生皮埃尔·保罗·布罗卡（Pierre Paul Broca）成功定位了负责语言的人脑区域。他是通过解剖因中风而丧失语言表达能力的患者的尸体（患者生前仍拥有语言理解能力），来完成这项脑部定位的。19世纪70年代，两位德国生理学家古斯塔夫·弗里奇（Gustav Fritsch）和爱德华·希齐希（Eduard Hitzig）在弗卢朗的工作基础上进一步通过电击狗的大脑中特定区域，然后观察相应肌肉的抽搐和移动来定位大脑的功能。

20世纪30年代，随着微电击技术更加精准，研究人员发现，在他们所有的研究对象中，包括动物和人类，大脑中都有一些区域对电刺激没有反应。这些地区被标记为"沉默的皮质"，而人类有很多这样沉默的区域。这个名字并非意味着这些脑部区域不活跃，只是意味着这些部位对电刺激没有任何明显的反应，比如抽搐。进一步的研究已经表明，"沉默的皮质"承担着各种非常重要、人类才独特拥有的功能，其中包括语言和抽象思维的能力。

我们如何确定，征用大脑不仅仅只有10%？拜尔斯坦简洁地指出："先进的现代神经科学有力地否定了这个概念"。电脑断层扫描（CAT）、正电子发射计算机断层扫描（PET）和核磁共振（MRI）扫描，以及一系列其他测试都显示，即使在睡眠期间，大脑也不存在完全静默的区域。神经科学家定期将患者连接到这些设备，并要求他们做数学问题、听音乐、画画或做任何他们想做的事情。大脑的某些特定区域在人处理特定任务的时候开始活跃。现代脑扫描技术可以捕获所有这些活动，于是人们利用此技术了解了整个大脑的功能分区。

还有一个事实进一步揭露了真相，大脑就像任何身体其他部位一样，必须常用才能保持健康。如果你的腿被石膏固定一个月，腿部肌肉就会萎缩。如果90%的大脑都长时间待机，那么这90%的大脑则会迅速退化。未使用的神经元（脑细胞）会萎缩并死亡。显然，这一般不会发生在健康的人身上。在阿尔茨海默病中，10%～20%的神经元有弥漫性损失。这个程度的损失就已经使人的记忆和意识千疮百孔。想象一下，如果你90%的大脑待机——这90%可以是任意部分——你绝对会昏迷不醒。

"10%"的大脑谬论甚至从演化学的角度来看，也是靠不住的。大脑是一个"贪吃"的器官，每时每刻都需要消耗能量（即消耗氧气和葡萄糖）。这个器官只有身体总重量的5%，却消耗了20%的氧气和葡萄糖总摄入量。如此耗费，却只有10%能用，那么这般大而无用、好吃懒做的大脑绝对会被进化论嫌弃得一文不名。这都不用通读达尔文的著作，只要有基本常识就可以得出此推断。我们什么时候听到医生说过："幸运的是，子弹只摧毁了他那90%闲置的脑袋。他情况很好，可以随时出院。有事再联系！"

诚然，我们有时也会听到一些有关大脑的奇闻逸事：比如有人在被铅管插穿脑袋后，行动无碍，还突然对唱山歌产生了浓厚的兴趣；又或者有医生也曾为治疗癫痫尝试了切除患者一半大脑。在这些情况下，大脑永远不可能恢复如初，但它可以通过学习来适应——如果患者年纪还小的话更是如此。大脑可以通过开发新的神经通路，恢复其大部分功能。如果治疗得当，有些大脑曾被损坏甚至部分移除的年幼患者，仍可以长大成才，过上相对正常的生活。而脑损伤如果发生在成年以后，康复则面临着巨大的挑战。这是因为成年人脑组织中的神经通路已经铺就，不像孩子正苗壮成

这才是医学

长努力学习，脑中的神经通路还处在建设时期。永远是别开蹊径易，修桥补路难。

瑜伽大师——往往还有很多高位截瘫的人，能通过有意识地学习来更好地控制自主神经系统。这部分的神经系统主要负责我们不需要依赖意识控制，身体自主的一些行为，例如呼吸和血流调节等。假设你正走在一条黑暗的街道上，突然间，一名歹徒拿着刀出现在你面前，你立刻心跳加速。心率的上升，就是由自主神经系统中的交感神经控制的，这就是传说中的应激反应。相反地，自主神经系统中的副交感神经，会降低你的心率和新陈代谢，让你的身体在休息时节省能量。你尝试用意识控制自主神经系统时，并不涉及开拓大脑中的新部位。你只是把更多的注意力放到其实你已经用了一辈子的相关脑区。传说瑜伽大师可以把脉搏降低到每分钟 30 下，而大多数人的静息脉搏为 70 下左右。瘫痪患者可以通过学习来控制自己的肠道，有些男病患甚至可以通过控制自主神经实现阴茎勃起。但以上例子没有一个能证明灵媒或其他江湖骗子所宣扬的荒谬理论，即所谓的 90% 大脑是属于闲置状态。

这个 "10%" 的数字是在 20 世纪某刻突然出现的。起初，并不存在一个具体的数字，只是有 "科学家说我们大部分的大脑处于闲置状态" 这样类似的言论。1944 年，佩尔曼研究所（Pelman Institute）为兜售自己开发的自我完善课程，在战时企鹅出版社出的斯黛拉·吉本思（Stella Gibbons）的小说《令人难以宽慰的农庄》（*Cold Comfort Farm*）的内封上打出了一则广告。可能是这里第一次给出了一个具体的数字：

究竟是什么阻挠了您的成功？答案十分简单，只有一个：科学证实，人只有效利用了 10% 的大脑！

这时灵媒和特异功能的信徒开始拿起了接力棒。那些人的口头禅就是如果能充分利用那十分之九的闲置脑域，你就一定会像星际大战里卢克·天行者（Luke Skywalker）那样，拥有隔山打牛、隔空移物等这些平凡人没有的超能力。尤里·盖勒（Uri Geller）说："对不起，我在这种实验室的环境下没法把勺子弄弯。"盖勒是一个魔术师，声称他能用意念隔空移动物体，还会读心术。他在当时广受欢迎。盖勒相当精明，有着神奇的能力，可以说服大量傻瓜掏出他们的钱包，捧出大把钞票，为他的表演及著作买单。他是一个顶级的消费心理专家，知道他的观众喜欢听什么。在 1996 年出版的《心灵的力量》（*Mind Power*）一书中，盖勒在引言中写道：

> 我们大多数人只有效利用了 10% 的大脑。我相信我们的大脑曾被充分开发。但由于生存所迫，随着世界变得越来越复杂，我们遗失了许多自己曾经拥有过的能力。

这听起来还挺有道理的：书的扩散、量子力学、超导、半导体、激光手术、可以探测黑洞的 X 光望远镜……所有这些事情让我们变得更愚蠢！打猎、吃饱肚子才是我们最原始的驱动力。按照盖勒的理论，我们一定可以靠着意念弯勺的超能力，搭草棚、点篝火。那么为什么盖勒可以隔空弯勺，却不能用超能力让自动售货机掉出个免费可乐？这彻底难倒我了！看来我一定是属于那种大脑开发量还不足 10% 的蠢人。

我们甚至不能从广义上说，只有 10% 的大脑才装载了知识。其实大脑的知识储备能力，并不存在那样一个物理的界限。这就像说我们只用了 10% 的耳朵，因为世界上还有 90% 的语言我们从未听过；又或者说我们只开发了 10% 的味蕾，因为世上还有 90% 的食物我们从未品尝过。

这个 10% 大脑的说法其实暗含着人类深层次的自卑情结：我们无法相信生活在远古文明的人，竟然能在没有外力的帮助下，达到如此高的成就。我们觉得那不是靠外星人教化，就是靠古人隔空移物的超能力！爱因斯坦既然能发现质量扭曲空间这一高深理论，那么他一定也有办法唤醒那部分沉睡的大脑！然而，我们不能忽视尤里·盖勒心理欺骗术传达的核心信息——人类通常无法发挥其最大潜能。我们相信人类作为一个物种，有能力摆脱偏见、欺诈和无知。而为达此目的，人类不能依赖所谓的神秘大脑潜力，而是需要依靠对知识孜孜不倦的追寻。

嗯，足下之行也许还是始于"明"日更相宜。今天还是就看看电视，洗洗睡吧。

大脑袋，小聪明：
论脑袋的大小和智商

Big Brain, Little Smarts:
Brain Size and Intelligence

库尔特·冯内古特（Kurt Vonnegut）在小说《加拉帕戈斯群岛》（*Galapagos*）中写到，拥有大脑袋的人类利用核武器摧毁了世界，唯一的幸存者是在加拉帕戈斯群岛附近游轮上的乘客。书中所提到的加拉帕戈斯群岛，就是启发达尔文进化论的地方。小说中，适者生存在岛上发挥到极致，那些擅长捕鱼的人能获美食甘寝，娶得娇妻，子孙繁茂。而世俗眼中的聪明人，那种能建造武器毁灭世界的人，却在岛上每况愈下，因为他们只擅长唇枪舌剑，很快就气数已尽。而世俗眼中的愚人，在数百万年的演化过程中，变成貌似更蠢、形似企鹅般的生物，特别擅长捉鱼。冯内古特显然对所谓的大脑袋不屑一顾。他口中的"大脑袋"，也就是指聪明人。冯内古特是一个伟大的作家，深刻通晓脑袋大小与智力无关这一概念。

假设聪明可以测量（其实并不能），并假设可以通过测量头围来估算脑袋的大小（其实也并不能），你仍然无法得出头大则智商高的推论。世界上多的是小头天才和大头白痴。从统计上来看，女人比男人的脑袋小。身材矮小的人，特别是侏儒，一般也会有较小的脑子。除非你准备捍卫女人和矮子都是笨蛋这一立场，不然你会明智地放弃"头大即聪明"的无稽之谈。

如果大脑是一块肌肉，那么你得出，更大的体积意味着更多的能力，可能是正确的。然而，大脑是比肌肉更加复杂的结构。大脑是一种富含液体的海绵状组织，里面富含百万个神经末梢，控制着我们每一个想法和每一个动作。头大等于智商高的观点可以回溯到几百年前，那时的人类首次将大脑定位为控制思想的器官。这个概念其实来之不易。想象一下，在没有现代医疗器械的彼时，你猎到一头动物，剖开看到其大脑，怎么就能知道大脑是用来思考的？亚里士多德这位公认的智者，认为大脑是散热器，用来冷却血液。亚里士多德一直视心脏为主宰思维的中心器官，这大概是公元前 350 年左右的事。而大约公元 150 年，著名医生盖伦行走罗马角斗士场，开始注意到，在这极端血腥的角斗游戏中，头部创伤可能会导致神经障碍。他随后提出，大脑可能是储存思维的地方。他的观点受到当时人们无情的嘲笑。

有着各种脑袋大小的野蛮人在 5 世纪晚期终结了古罗马，随后罗马文明沉寂了很长一段时间。哲学家勒内·笛卡尔（René Descartes）在 17 世纪重新审视了大脑的功能。笛卡尔著名的"我思故我在"的哲学理论，认为人的精神活动始于灵魂，并传递给了自己的大脑，大脑就是一个思想的收发室。他坚信大脑只是精神活动的中继站，而不是始发地。几百年后，颅相学突然流行起来，颅相学其实就是通过研究人的头部形状来推测其智商和个性。来自欧洲的颅相学家首次提出，聪明人才有大脑袋这一观点，他们认为其他种族比较蠢笨，仅仅因为其他种族有着比较小的脑袋。

请你牢记，没有哪个种族的脑袋与其他种族相比更小。哈佛地质学家和进化论专家斯蒂芬·杰伊·古尔德（Stephen Jay Gould）著有一书，名为《人类的误测》（*The Mismeasure of Man*）。他在书中搜集整理了几个世纪以来的数据，均证明不同人种的脑袋大小其实相差不大。通常，误测来自愚蠢或欺诈，这两种都是"坏"医学中常见的伴生物。在 19 世纪的一次实验中，维多利亚时代的科学家把碎石填入两个分别来自英国和非洲的人的头颅中。他们显然在填塞英国头颅时用尽洪荒之力，在填充非洲头颅时稀松马虎敷衍了事，却由此得出英国人脑袋大的结论。不过这个实验其实也充分说明，到底谁才是真正的石头脑袋！

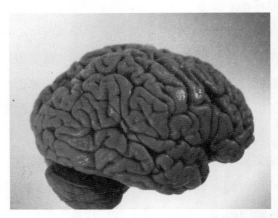

无谓大小，关键是功能。图片由美国国家中风和神经系统疾病研究所提供

现今，白人至上种族主义者和那些所谓优生论的拥护者，还在拼命推广"择优"交配来提高人口素质的理论。倒霉的古尔德，其研究成果被有心人士截头去尾断章取义得出：脑袋大小和种族有关（再强调一次，哪怕这是真的——但其实并不是——脑袋大小还是与智力无关）。古尔德书中有图表显示，北亚人有最大的脑子，紧随其后的是欧洲人；美洲原住民和南亚人脑袋较小；古欧洲人的脑子更小，而现代非洲人的脑子最小。这里的问题出在选样，脑袋尺寸所谓的差异其实很小：现代欧洲人的为约 1426

立方厘米，而现代非洲人的为约 1360 立方厘米。自然，那些种族主义者又会说，这几十立方厘米的差别可是数百万宝贵的脑神经元的差异啊！这也许是正确的，但别的研究也有得出非洲人脑袋大过欧洲人的结论。这一切都取决于你的采样质量。早期采样，倾向于收集那些可以支持他们白种人优势论的头颅。在颅相学达到顶峰时期，美国人和欧洲人都使用这种伪科学来为奴隶贸易与残杀美洲和澳大利亚的原住民找借口。

即便脑袋大又如何？女人比男人脑袋小，那她们就比较笨？放轻松！现代人脑袋平均重量约为 1.4 千克。法国作家阿纳托尔·法朗士（Anatole France）的大脑只有约 1 千克，远低于平均水平。诗人拜伦的大脑几乎是这个数量的两倍，超过 1.8 千克。这两个同时代的天才有着迥然不同的脑容量。爱因斯坦大脑踩在平均数上，估计和你我相差无几。更不用提把人脑和动物做比较了：海豚的脑袋和人的差不多大，而大象的大脑是人类的 5 倍大，至于鲸脑更大。如果你想比较单位体积的脑质量（脑质量除以身体质量），那么老鼠绝对是赢家！也许老鼠是更聪明点儿，不然你在黑灯瞎火的纽约地铁中乱窜试试看。

这问题其实归根结底为，人脑为什么是独一无二的？鲸和大象需要巨大的大脑不是为了思考，而是为了移动。鲸那颗硕大的脑袋，其大部分（估计有 10 个人脑的体积）致力于移动其庞大的鱼鳍，以及帮助身体传感。

人脑的特殊之处在于，它具有高度发达的大脑皮质。位于前叶额质层，是负责处理思想和语言的。早期类人类的大脑皮层不发达，因此无法拥有我们通常说的"意识"。现代猿和海豚也差不多是这样。猿的大脑可以变大，但除非前叶额皮质层以某种方式发育，否则猿永远不会有"思考"的能力。大脑皮层只是大脑的一部分。狗的大脑中分配了很大的部分用于嗅觉，因此不管狗的脑袋和人类相比是大是小，都比人有更灵敏的嗅觉和记忆气味的能力。在进化的征途上，狗向左，人向右。

　　科学家对到底是什么形成了"思维"的了解还很浅显。思维综合了各种技能，包括决策、情感、感知、想象力和自我意识。意识不是由一个神经元产生的，也不仅限于大脑皮层。"思维"似乎是一个神经网络，其中每个细胞都连接了 5 万个邻居。更聪明的人——那些具有创造性、科学能力或身体素质棒棒的人——更有效地利用了其大脑的神经网络。大小并不重要，但是如何有效传递神经信息是重要的。吸毒和酗酒会破坏神经网络从而阻碍思考。一个连接断开，就意味着一种技能或记忆随之消失。同样，一些神经系统疾病，如阿尔茨海默病，就涉及受损的神经网络。

　　孩子的大脑更容易在神经元之间形成新的连接，但人类在其漫漫一生中，都有机会产生新的神经连接。比方说，伦敦的出租车司机在多年的工作中，发展出更加茁壮的海马体，用来负责导航并记住方向。这份众所周知的调查结果是从 20 多位出租车司机中抽样得出的，当然，这些司机的头也都比较大。这项研究证实了，特定思维活动会导致大脑相应部位更加发达，发展出更多的神经元、更丰富的毛细血管、更充足的血液供应——也就意味着更大的大脑体积。就以出租车司机为例，认路技能估摸能让 1.4 千克的大脑再长一两毫克，而大脑中其他相应缺乏锻炼的部位则可能会萎缩。总的来说，大脑通过"努力思考"增肥的效果有限。

　　有些人的大脑天生就擅长某些特殊的领域。如果把大脑比作农田的话，真正的天才——那些稀少而绝世的大神，往往拥有一块比别人更高产的大脑区域。例如，爱因斯坦就有一个较肥大的下顶叶区（inferior parietal region），下顶叶主要负责数学思维和空间想象的能力。这个部分增加了15%，付出的代价也许是另一部分的萎缩（比方说梳头的能力）。此外，

这才是医学

爱因斯坦的部分大脑缺少了通常人都有的脑沟。这种缺失可能导致脑沟两侧的神经元更容易交换信号。

重要的是，爱因斯坦的大脑仅仅与常人不同，而不是更大。如果优生学派的人掌权，他们也绝不可能"繁殖"出一个新的爱因斯坦，因为爱因斯坦有一个平均大小的脑袋。如果把脑袋大小作为唯一选择条件，那你肯定会漏掉一个爱因斯坦的大脑、一个法朗士的大脑，和无数有着平均脑袋大小的伟大艺术家、音乐家、思想家、喜剧演员，以及勤勤恳恳的普罗大众。

进化论者可以毫不困难地接受脑子大小不太重要的说法。我们常说人类之所以成为人类，是因为大脑变大了，但其只阐述了部分事实。是的，早期类人类有较小的脑子。随着人类的进化，脑袋越来越大。但是，起更重要作用的是，人类进化了控制思想的那部分大脑，这导致了人和动物在进化一途上分道扬镳。鲸脑越来越大，与此同时，鲸的体形也越来越大。这并不表明鲸鱼就变得越来越聪明。

顺便说一句，人的大脑没有越变越大，也不是一代比一代更聪明。我们不比洞穴人聪明。那些聪明的灵魂驯服了火，发明了谷物做面包。你必须得承认，需要绝对的智商才能知道如何融化矿石变出铜、青铜和铁。穴居人如果穿越到今天，会有着和现代人差不多的社交能力，和我们一样的聪明或愚蠢。至于究竟是聪明还是蠢，那就仁者见仁了。

人类在学习新事物上会变得更聪明，当然，倘若看电视过多，也说不定会造成永久性脑残。人类将站在前人的肩膀上。我们在未来，会研究出超出现代人认知的物理学原理，并创造出新技术。我们也许会掌握穿越时空的技术，并发现宇宙中的新维度和力量。我们的大脑也许仍然像今天这么大。未来的人类拥有巨大的头脑来容纳海量的知识估计只能是纯粹的幻想。进化根本不喜欢大头。进化甚至不会偏向聪明人。毕竟傻瓜更热衷于交配繁殖。如果目的是进化出大脑袋，我们必须杀死头小的人，只允许大头人交配，那么再过个几万年或许能成功。但你怎知彼时大脑袋就一定占优？唯一能肯定的不过是，大脑袋需要更大的棒球帽。

浮言障目：眼见为实

03

Blinded by Lies: The Eyes Have It

关于视力下降的伪科学很容易让人上当受骗，因为表面上看起来相当合乎逻辑。挨着电视看的小孩一般都会挂着眼镜；抱着书在昏暗的灯下阅读会眼睛酸涩，看字模糊；每天呆坐电脑屏幕前数小时的大人，也最终免不了去眼科诊所一游。然而实际上，现代的日常活动很少会导致视力下降。这一次，妈妈们算是唠叨错了。

这一切纯属倒因为果。孩子挨着电视坐，自有其原因。那个孩子可能因为近视，坐远了看不清。自然他得坐近点儿。同样，一个近视的孩子可能会捧着书，凑近脸。坐太近或读太近并不是造成近视的原因，而是视力变差的结果。

人类文明进展带来了我们闻所未闻的问题。例如，阅读障碍症是到人类发明了文字后才出现的。同理，那些不读书的人永远都不需要眼镜来看蝇头小楷。一个书呆子戴眼镜，因为他得靠它来阅读。阅读本身没有对其眼睛造成伤害，而恰恰是阅读需求导致了这个书呆子需要一个特制的放大镜来看清书上的小字。阅读是对眼睛需求度最高的活动之一。直到几百年前，大多数人还是文盲，那么那时又何谈"视力差"呢？即使人到不惑之年，只要不用阅读，十之八九都有足够的视力来躬耕捕鱼。假设书呆子穿越到几百年前，10岁开始读书的他，并不需要眼镜，而40岁年老眼衰的他，就可能离不开镜片了。

倘若书呆子待在农场里种萝卜，他应该能忍受得了没有眼镜的生活。也许他的视力会逐年变差，但肯定不会差到对萝卜都能视而不见。蝇头小楷，那估计不成。但是一个不认字的农民又哪里会需要看蝇头小楷？几个世纪前，只有学究才戴着眼镜，因为他们是唯一一群需要用眼镜来读簪花小楷的人。你总不能因为瞅见学究架着眼镜，而没见农民戴，就推断出经年苦读（在烛光闪烁的昏暗宿舍里）导致视力下降。这根本就是流传多年的一个误会。

进入21世纪，久坐电脑前并不是引起我们视力下降的罪魁祸首。相反，视力问题我们一直有，但不在电脑上劳作，我们根本就觉察不了。你估计离开眼镜也可以读书看报。但一般不会把报纸举到离脸30厘米开外。你读书时一般会在充足的光线下，比如亮着一盏灯，并坐在舒适的椅子里。大多数电脑屏幕距离眼睛约60厘米。屏幕可能并不大，字母也可能会有点儿闪烁，显示器发射的蓝色眩光对人眼并不友善，让人难以阅读。经过几个月电脑操练，那些自以为视力尚佳的人（比如那些原先不用眼镜就可以读书看报的人）发现他们开始看不清电脑屏幕上的字，就立刻归咎于电脑屏幕造成了视力下降。而实际上，这部分人从一开始看又小又闪、离眼睛还有半米远的字就不那么轻松写意。事实上也很少有人能做到轻松如意，计算机本来就对阅读不友好。这就是为什么用电子屏幕看书的魅力有限。[1]

---

[1] 现在电子阅读器已经没有蓝光，体验并不亚于纸质书。

这才是医学

你一整天在电脑上工作，完事后回家发现看报纸累，都是肌肉紧张的结果，不是眼睛受损。在电脑上 8 个小时是让你的眼睛超负荷运转。休息几天，你就会发现，可以像以前一样看报纸。用眼不卫生就像骑车上坡：都导致肌肉疲劳。你可以轻松地在平地上骑自行车，也就可以在良好的光线下进行马拉松式的阅读。当灯光昏暗时，你眼部肌肉卖力让更多的光进入眼球。久读则肌肉会力有不逮，阅读就变得困难，字眼也会婆娑。休息一下，第二天你就会好，一晚上的用功并不会损坏视力。

佩戴眼镜也是一样的逻辑：你的眼睛没有变差或需要依赖眼镜。如果你离开眼镜就不能再读书，那么你的视力本身就很糟。眼镜改善你的视力，但不会"治愈"你的眼睛因年龄老化而导致的视力下降。

我们可以做些什么来保护自己的视力吗？除了避免拿棍子戳、拿脏水溅眼睛，你最应该做的事情就是定期检查白内障、青光眼等眼部疾病。这些病如果发现及时，通常都是可以得到有效治疗的。大多数人在退休之前至少需要从事一项需要眼睛的活动，比如阅读。晶状体和控制它活动的肌肉，会随着时间的推移而衰退，没有眼部保健运动可以预防这个。年龄老化而导致视力逐渐下降，是自然不可抗力，糖尿病引发的则不是，糖尿病是导致视力下降的元凶之一。所以，保持健康、维持正常体重、最大限度地减少糖尿病发病的风险，就能保护你的眼睛。迄今为止，在美国，糖尿病是导致视力下降的罪魁祸首。

如果有证据表明，长时间阅读蝇头小楷会使你的眼部肌肉变得紧张并导致永久性的眼睛损伤，那么估计其损伤也是微不足道的。大多数眼科医生认为，你如果想靠过量读书拉伤眼部肌肉，估计在那之前你就得读吐了。所谓的"近距离用眼工作"则是另外一回事。那些在流水线上缝合衣服或焊接电脑芯片的工人，经常会有眼睛问题——因为长时间不停地紧张工作能使他们的眼部肌肉产生无法修复的损伤。眼睛受到肌肉控制，你想就连一个年轻的棒球投手如果扔球太卖力或不停地扔，他肩周的神经以及肌肉也会产生永久性损伤。然而，除此之外，你可能让眼睛过劳，但不能真正意义上使视力过劳受损。

你也不可能买到治疗眼疾的灵丹妙药。确实，如果饮食缺乏某些营养元素，特别是维生素A，可导致失明。不过，人类只需要极少量的维生素A，所以在发达国家几乎没有因此导致眼部问题的情况。你如果想反向推导——摄入更多的"眼部"营养将会给你更好的视力——这估计就是异想天开了。并未有任何研究显示，视力超群与饮食有关。2001年10月发表的研究报道是由美国国立卫生研究院（NIH）资助，也是迄今为止规模最大的眼科研究。其研究成果显示：那些患有中期老年黄斑变性（AMD）的人可以通过摄入高剂量的抗氧化剂和锌来降低晚期病变甚至失明的风险。这对于那些人来说肯定是个好消息。黄斑变性是视网膜疾病，是老年人致盲的主要原因。然而，这些相同的营养素却没有任何预防作用，对早期黄斑变性收效甚微，也无法改善视力或预防白内障。那么胡萝卜呢，坊间传说这是于眼睛有利的蔬菜，到底怎么样？胡萝卜富含 β - 胡萝卜素，在人体内可以转化为有抗氧化作用的维生素A。其实一般健康的饮食，无论你吃还是不吃胡萝卜，都可以给身体提供足够的维生素A。换句话说，胡萝卜在提高你的视力方面，作用有限。

最新爆款视力保健品是叶黄素。商家将叶黄素打包到复合维生素中或单独出售。据说叶黄素可以减缓并预防老龄化引起的视力下降，甚至是白内障。不过与市面上所有维生素产品一样，印在包装上的这些奇效，并没有得到科学验证。往好里说，也不过只是一个猜测。尽管如此，叶黄素大行其道，并不像本书后面提到的其他那些无脑秘方，是空穴来风。叶黄素是淡黄色的色素，在自然界存在于眼睛里和绿叶蔬菜中，如菠菜和甘蓝。你难免会想，如果叶黄素已经在眼睛中起保护作用，那么再多吃点儿肯定好上加好。至少，保健药品行业就是这么宣传的。我们来看看是不是真的这样。

叶黄素是一种抗氧化剂。叶黄素理论的基石就是，通过其抗氧化性能防止身体中的自由基对视网膜细胞造成损害。然而，你将在本书第四部分中了解到，其实整个抗氧化理论，其基础就处于摇摇欲坠的状态。我们先按下此点不提。第二个理论依据就是，叶黄素像天然的保护伞一样保护视网膜免受紫外线辐射。黄斑区是视网膜中高敏感度的区域，叶黄素是黄斑区的三种色素之一。色素降解可能导致黄斑性变。那么补充吸收更多的叶黄素应该不无小补，对吧？这是一个市值百万美元的问题，但答案似乎是否定的。研究表明，只有约一半的人服用叶黄素补充剂会导致眼睛中的叶黄素增加。但就算如此，额外的叶黄素似乎对视力提升并没有实质性帮助。你想，如果叶黄素那么好用的话，医生干吗不直接将叶黄素注射到视网膜上呢？现实世界中，黄斑性变的治疗仍大多依赖复杂的手术，这下你总该相信，口服叶黄素效果甚微了吧。

越橘是另一种流行的视力保健食品。传说皇家空军飞行员在"二战"中长期食用抹了越橘酱的烤面包作为早餐，结果视力超群，顺利完成夜间瞄准轰炸德国城市的任务。"二战"中，盟军是最后赢家，所以你想，这越橘酱一定是卓有成效。但其实从来没有科学证据显示，越橘有改善视力的功效。英国飞行员为什么能那么准确地瞄准目标呢？那是有先进雷达技术的雪中送炭，雷达可没有吃任何越橘酱。

还有一个最离谱的关于视力民科：手淫会导致失明。如果这是真的，全世界的人都得成为盲人。当然你想说，对物种生存至关重要的正常性交，应该不会造成失明。不过眼睛又如何能"区别"前戏、肛交和自嗨？

手淫流言源于对珍贵精子流失的恐惧，这相当于减少多少人口哪。虽然在《圣经》中没有明说，但无论犹太教还是基督教，传统上都给手淫冠以恶名（在《创世记》中，俄南[1]和他弟弟的遗孀做爱时，泼洒了他的精子，注意此处并没有手淫哦，上帝立刻杀了他）。令人惊讶的是，18世纪的学术界曾非常支持这种手淫有害论，甚至认为女性手淫也是危害健康的。虽然许多科学家（都是男人）不认为女性手淫的频率会高到值得需要人关注的地步。瑞士科学家西蒙·安德烈·蒂索（Simon Andre Tissot）是首先提出这一观点的学者之一。他在1758年《关于手淫的危害》（*Treatise on the Diseases Produced by Onanism*）一书中声称手淫会导致失明，其理论依据是无谓的浪费能量使身体虚弱。这是对一篇源于1717年出处不明，题为"手淫——滔天的自渎之恶"文章的扩展和延伸。具体来说，蒂索宣称任何类型的性活动都会引起血流激增，从而给身体带来压力，但是手淫尤其糟糕，因为血压会剧烈增高而损伤眼睛中脆弱的血管。

西方国家曾经十分认可蒂索的理论。刚建国时的美利坚合众国认为，美国不能成为一个盲人之家。本杰明·拉什作为一名医生和独立宣言的撰稿人，受蒂索影响，在美国建国初期支持反对手淫的观点。各种可以"治疗"手淫的仪器蓬勃发展，为希望治疗自渎的人打开方便之门。这些仪器包括有刺的金属管或类似的装置，在睡觉时裹在阴茎外增加勃起的痛苦。

19世纪，西尔维斯特·格雷厄姆（Sylvester Graham）和约翰·哈维·凯洛格（John Harvey Kellogg）试图用食疗来抑制性欲。他们各自发明了饼干和麦片食谱，凯洛格还提出，对重度手淫患者应该使用无麻药割

---

[1] 手淫一词的英文 onanism 就来源于俄南（Onan）的名字。

这才是医学

包皮环切术的治疗方案。这两个人指挥着道德和健康的十字军，都非常成功地说服了政府和广大民众，手淫是身体和精神健康状况不佳的罪恶之源（除了失明，凯洛格还把痤疮和嗜睡也归咎于手淫，这是每个十几岁的男孩都想听到的话）。可悲的是，手淫的谬论顺利迈入了 20 世纪，直到 20 世纪 50 年代，在大多数医学教科书中还称手淫为"功能性和神经性障碍"。直到马斯特斯（Masters）和约翰逊（Johnson）的研究显示，绝大多数美国成年人也会手淫，而绝大多数的美国成年人并没有失明，才破除这一谣言。

尝遍世间好味：
舌头的工作原理

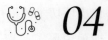

04

All in Good Taste:
How the Tongue Works

科学界对舌头是如何感觉味道的工作原理还没有统一定论。奇怪的是，学界对更复杂的视力和听力反而了解得更多。但是最近 25 年来，学界对味觉的了解有了长足的进步。大多数研究者现在认同，至少有五种基本味觉，而不是之前认为的四种。味蕾分布在舌头、后颚和喉咙。你还记得"舌头分区图"吗？甜味蕾分布在舌尖上，而咸味蕾分布在舌头两边。这统统都是错的！

西方社会传统上把味道分成四大基本类：酸、甜、苦、咸。这正好和四个体液概念一一对应。所有其他的口味都被认为是这些基本味道的有机结合。这些基本味道真的像三原色那样可以随意组合成不同的口味吗？科学家并不确定。人眼有三种类型的光感器协同工作，将各种可见光的波长翻译成彩虹上五彩缤纷的颜色。味蕾似乎是独自作业。所以我们并不清楚味觉是否可以拆分，像每种口味对应不同的受体，或像视觉那样对应一组受体，也不清楚基本口味的有机结合是否可以产生独特的新口味。如果味觉不能拆分，那么必须有更多的类型受体来对应自然界丰富多彩的口味，而非区区"四种"基本味觉受体。

日本人有一种特殊的第五种味道，称为鲜味，这是谷氨酸的味道。昆布（Kombu），即海带，有这种独特的鲜味；日本人常常用海带做汤或做配菜使用。科学家确实发现存在对应的鲜味味蕾，可以感受到谷氨酸等氨基酸的存在。美国人通常把这种鲜味称为谷氨酸钠（MSG）、风味增强剂。研究人员也许在不久的将来，会把脂肪添加到口味的列表中。脂肪长期以来一直被认为有一种独特的嗅觉和触感，不是味道，其滋润的口感可以使大脑中的某些区域产生快感。然而脂肪替代品，同样滋润，但尝起来却远没有真的脂肪美味。从进化的角度来看，早期的人类如果拥有脂肪的味道受体应该具有进化优势。脂肪是一种优良的能量储备，能帮人保持体温，并储存和运输维生素 A、D、E 和 K。有趣的是，亚里士多德提出过脂肪可能是一个基本的味道；不过，他同样也推荐过山羊尿治疗谢顶。

虽然到底有几种基本口味是有争议的，但很明显，科学家们都认可无处不在的味觉分区图。很多医生的诊室里还挂着这张图做装饰，在教科书中也可常常窥见其身影。但其实味觉分区是一个长达百年的认知错误。你所知道的分区图："甜"味蕾在舌尖，"咸"味蕾在舌头前面的两边，"酸"味蕾在舌头的中间，而"苦"的味蕾在舌后根。这张分区图估计使许多研究生对课堂上的味觉试验感到万分苦恼，因为他们无法给出正确的答案。其实连老师都无法完全答对（我自己就失败了，我坚持认为后舌根可以尝到甜味）。

在家里就可以轻易地证明味觉图的谬误之处。你试试把盐点在舌尖上，依然会吃出咸味。不知道具体为何，这 100 年来科学家从来没有挑战过这个观点。这个观点始于 19 世纪德国的黑尼希（D. P. Hanig）博士进行的一项实验——测量舌头的不同部位对四种基本口味相对的敏感度（那时候镇上没有日货商场卖海带汤）。黑尼希募集了很多志愿者，他把各种各样含不同程度甜、酸、苦、咸的液体滴在志愿者舌头上不同的位置。然后他把结果用图标示了出来。一般，对甜味最敏感的部位在舌尖，最迟钝的是后舌根；而后舌根对苦味最敏感，舌头各处对咸味的敏感度则相差无几。黑尼希据此总结出舌头对四种口味的敏感度分区图。全部故事就是这样。1942 年，哈佛大学著名心理学史学家埃德温·博林（Edwin Boring），拿黑尼希的原始数据量化重新分析。这些数字只是表示相对敏感度。比如甜味，在博林的体系中舌尖的敏感度为 1，后舌根评级为 0.3。所以舌尖对甜味的敏感度大概是后舌根的 3 倍。3 倍而已，这并不是说后舌根就完全尝不出甜味来。

许多科学家误解了黑尼希和博林的工作，把敏感度较低的区域理解成彻底不敏感。味蕾分区图就这样诞生了。1974 年，弗吉尼亚·科林斯（Virginia Collings）博士重新审视了黑尼希的工作，并同意他的主要观点：舌头上不同的部分对四种基本口味的敏感度有差别，但差别很小。舌头上的任何地方只要有味蕾就都可以检测到这四种口味。而味蕾也无处不在——在舌头的表面、在嘴的后屋顶（称为软腭），甚至在喉咙里（这是很奇怪的，因为食物如果入喉的话，说明你已经决定咽下你可能不喜欢的食物）。舌头中的神经可以感觉到脂肪的柔软质感，立刻向你的大脑发送味觉信号，你的眼睛可以看到辣椒的"味道"；你的鼻子也会摄入食物的气味，与其他感官的信号相结合，营造出特别的口感。

很多时候，我们认为自己是在用舌头品尝东西，而其实真正"品"东西的是我们的鼻子。捏住你的鼻子，吃一块巧克力，你可能会无法品出"巧克力"的味道来。你可能分辨出"甜"和"苦"的差别来，但没有嗅觉（大多数情况下还有视觉）的鼎力相助，你就无法分辨苦涩的感觉是什么。你也很难不靠气味和颜色来分辨出莱弗思维生素软糖（Lifesavers candy）的味道。你对此一定深有体会，当你正在患重感冒，鼻塞时，食物尝起来

这才是医学

就寡淡无味。因为当你感冒时，无法使用鼻子，虽然那时你的味蕾不受任何影响。彻底丧失味觉被称为味觉失调症，类似于失明和失聪，发病率比嗅觉失调更低。在美国，味觉或嗅觉失调症的发病率无法准确估算，但约有5%的人群会受到不同程度化学感觉功能障碍的困扰。病因通常是鼻或鼻窦疾病、过敏、病毒侵害或头部创伤。根据费城莫奈尔化学感官中心（Monell Chemical Senses Center）的数据，在他们15年跟踪的约1200名病人中，只有5人（0.4%）是真正的味觉完全缺失，另外5人有严重的味觉缺失，而几乎三分之一的患者均有严重或彻底的嗅觉缺失问题。

如果你不能尝出味道，很大的可能是因为你嗅觉不敏感。如果你要坚持买身着紫色天鹅绒的猫王之画像的话，那么估计你缺的是另一种"味"——品位。

至于有传说认为，舌头是人体内最强的肌肉，无论你如何定义强度，这个说法都不成立。当考虑纯粹的强度，即一块肌肉产生的最大的力量，咀嚼肌是当之无愧的赢家。咀嚼肌位于下颌，有两块，分别在两颚。与其他肌肉相比，咀嚼肌的优势是，大面积地附着在作为杠杆的颚骨上。紧密的结合加上机械优势使颚肌肉成为最强的肌肉。根据吉尼斯世界纪录，咀嚼肌可以承受约442千克的重量两秒钟。没有任何其他单块肌肉可以产生如此巨大的力量，哪怕是股四头肌，这一般需要几块肌肉协同工作。如果假设骨与肉之间的附着力不变，在没有杠杆帮助的情况下，那么股四头肌和臀大肌则是赢家。这些条状肌肉具有最高的纤维密度，而肌肉纤维密度是强度的标杆。再如果，你把强度定义为不知疲惫地持续发力，心肌则是独占鳌头。舌头不久就会精疲力竭了……至少有一些人是这样的。

清肝：
揭开排毒的神秘面纱

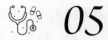

05

Scrubbing Your Liver:
The Demystification of Detoxification

不少草药和营养保健品号称可以帮助肝脏解毒。一般大家理解的所谓"解毒"，估计指的是把肝脏擦得一干二净，就像涮过一遍消毒水，洗掉所有现代世界带来的污垢。这听起来好像很有道理，毕竟肝脏就是血液过滤器，截留有害化学物质并将其降解。但肝脏毕竟不同于可以随意擦抹的显示屏，正常生理过程不会产生一个五毒俱全需要擦干抹净的肝脏。任何解不了的毒，都在肝脏通行无阻，涓滴俱漏。所有这些自夸能帮助肝脏排毒的产品根本就寻毒无踪，而肝脏本身也是无毒可解。

肝脏本身就有排毒功能，而不是草药。你吞下的一切都通过肝脏被分解，并被吸收到血液中。身体依赖肝脏调节、合成和分泌许多重要的蛋白质和营养物质，净化、转化以及清除毒素或冗余物质。解毒就是把有潜在危害的化学物质（来源于酒精、药物，甚至食物）转化为毒性较弱的水溶性产物，从而可以被安全排泄。自然有害物质被分解得越多越好，毒素越少进入身体循环越佳。这对肝脏的司令员——大脑来说，是非常直截了当的任务。而肝脏无法解的漏网之毒，则溜之乎也。最终，这些毒素无论经不经肝脏分解，都会被排出体外。简单来说，肝脏其实就是降低了毒素使坏作乱的可能性。

那些没能被肝脏降解，或仅仅被部分降解的毒素，可能再回到肝脏一游。又或者，如果它们是水溶性的（相对于脂溶性），可以被肾脏降解。但无论如何，它们不会无缘无故滞留在肝脏。过量摄入的维生素 A，可能会沉滞在肝脏中，造成问题；由于某些罕见的遗传病，铁和铜也可能积留在那里。但也就如此而已了。

当然，这并不表示，保肝草药和各种营养品对肝脏百无一用。事实上，这些方剂可能辅助肝脏并加强其功能，使其能度过非常时期，有时候还挺有效的。多年的酗酒会使肝脏透支，无法解除哪怕是微量毒素。有些人服用含汀类的降胆固醇药，也可能导致肝功能下降。虽然研究没有给出定论，一些草药的保肝功效还是被普遍认可的。但是草药的作用并不像人们宣传的那样，可以清肝排毒，而是协助肝脏更好地行使本职工作。

比如乳蓟，在德国是一种广普的特效药，专解死帽蕈（传说中最毒的蘑菇）的毒（不过并不是说，德国人的话都是金口玉言，顺势疗法也在那里大行其道）。死帽蕈，衰如其名，在肆虐中央神经系统之前，也会对肝脏造成不小的损伤。乳蓟的活性成分是水飞蓟宾，几乎对这种毒菇有 100%的疗效。在美国，水飞蓟宾尚未获批上市，中死帽蕈毒的病人存活率还不到 30%。德国的研究表明，水飞蓟宾的神效源于其快速保护和修复肝细胞的能力。目前欧洲正在研究水飞蓟宾和乳蓟对酒精肝的疗效。其实草药本身不会解毒，但它可以帮助肝脏愈合，使器官能够顺利完成本职工作。

据美国国家肝病基金会推荐，现在没有任何已知食物或草药有明确的保肝功效。他们的建议呢？无非是老生常谈：吃大量的水果和蔬菜，喝大量的水，加强体育锻炼。美国国立卫生研究院不久前资助了一些科研项目，其目的是对草药和肝病的关系展开研究。其中于 2002 年底完成的一个项目，以大鼠作为实验对象，研究了草药对酒精性肝硬化的疗效（当然我们还说不清，大鼠中到底能有多少酒鬼）。一些食物，包括蒲公英、甜菜和日本蛤蜊，虽然未经科学认证，但据坊间传说是保肝利器。尤其蒲公英，城市草坪捍卫者心中的头号公敌，实际上倒可以算是最健康的绿色植物之一，富含钾、钙和各种维生素。

不过你得警惕市面上的保健品。一些保健品含有"适量"的、"受法规许可"的"混合"成分。但无论是普通消费者还是医生，都不知道其成分的具体含量。由于是"纯天然"，它们并没有经过严格的科学测试或美国食品药品监督管理局（FDA）核准。橙汁或毒藤不是都算纯天然！纯天然的其实就是一个两面三刀的形容词。许多保肝产品中都含有烟酸，但其实高剂量的烟酸是有毒的，过量摄入有可能对肝脏造成损害。许多补品中也不乏维生素 B_{12} 的身影，而常常肝损伤的患者体内也有过的维生素 B_{12}。如果你有肝脏问题，应该向医生咨询；如果肝脏健康，应该通过饮食和运动来维护肝脏，而不是依赖昂贵、完全没用、可能还危害肝脏的产品排毒。这些所谓的排毒法，10 天的剂量可能就会花掉你 20 美元。肝脏有着强悍的再生能力，可惜的是，你的钱包可没有这种超能力！

关于阑尾：
到底有没有用

Refer to the Appendix:
Useless Organ or Helpful Player?

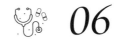 **06**

　　200 年来，本该心开目明的科学家虚谈高论了很多愚不可及的观点。例如，20 世纪 80 年代，大多数物理学家哀叹他们已然穷尽了本领域的一切自然规律。其实彼时，他们甚至不知道 X 射线的存在，更不用说量子力学了。20 世纪早期，生物学家推测人体有超过 100 个画蛇添足的器官，认为它们是未完全退化的结果。甲状旁腺就是一个这样的器官，现在我们知道甲状旁腺有调节钙磷代谢的功能。阑尾是另一个。如今，一个明智的医生绝对不会莽撞地说自己能洞悉一切。

　　现今无数生物教科书仍然坚持说，阑尾是无用的，但事实并非如此。阑尾远端闭锁，根部连接盲肠和回肠。它的直径约为 1.3 厘米，长 7.6 厘米。在很久很久以前，久到人类还不是人类的时候，阑尾肯定有很多很重要的功能。到现在，一些灵长类动物还拥有一个孜孜不倦、兢兢业业的阑尾，能帮助现代灵长类动物消化纤维和生肉。科学家认为，在遥远的过去，古人类的阑尾有着如出一辙的作用。难消化的食物贮存在阑尾的囊袋内，给有益菌参与分泌降解大开方便之门。

　　我们的身体随着进化的过程而与时俱进，你基本不可能保留一个完全没用的器官。大约在受精后 11 周，在豆大点儿茁壮成长的胚胎内，细小的阑尾也开始发育成形，其内部的内分泌细胞也开始生成。内分泌细胞可以生产激素等多种有用的化学物质。其分泌的丰富化学物质（胺和肽激素）有助于监测和调节胎儿的生长发育。出生后，阑尾主要作为一种淋巴器官帮助身体抵御疾病。这些淋巴器官与淋巴组织分泌白细胞和抗体。由于拥有淋巴组织的特性，现代人的阑尾已经成为复杂免疫系统的重要组成部分，能促使产生 B 型淋巴细胞（一种白细胞）和一类称为免疫球蛋白 A 的抗体。阑尾也生产一些特殊的化学物质，负责引导白细胞，将其输送到身体最需要的部位。

航脏的肠道对尚未成熟的白细胞来说是绝佳的训练场。白细胞很快就会进入状态，杀死外来入侵者。阑尾在食物进出肠道时，参与残渣的收集和排出，此过程中白细胞会接受来自无数细菌、病毒、药物甚或是霉坏食物的洗礼。在这里，白细胞就可以学会，如何攻击潜在的致命病菌，如大肠杆菌。你二三十岁时，阑尾为身体供给白细胞和抗体的能力，会达到峰值，之后其生产力会急剧下降。

到你 60 岁时，阑尾活性就很低了。而作为一个多余的部件，它成为一个很好的手术目标。的确，如果食物卡在阑尾里可能会很麻烦。被卡的食物基本上会腐坏，引起感染。感染可能是致命的，如果引发阑尾穿孔就更为危险。一旦感染，阑尾就必须得切除。光阴荏苒，你很可能永远不会再想起自己曾经也有一个阑尾。在不太遥远的过去，热心的医生会在其他手术中，顺手帮病人切掉阑尾，就是为了避免将来阑尾发炎的可能性，提前消除隐患于未然。热心的外科医生不免觉得：阑尾百无一用。既然已经开膛破肚，何不现在就把阑尾斩草除根？但是现在不会这样了。医生意识到他们可以利用阑尾进行重建手术。例如，在一种膀胱置换手术中，医生

这才是医学

将利用肠道的一部分组织，重构膀胱，同时利用阑尾组织重新创建括约肌，重建的括约肌可以在排尿时辅助膀胱开合。同样，阑尾也可以用来替代输尿管，帮助把尿液从肾脏输送到膀胱。

诚然，阑尾不是最重要的器官，但也请不要轻视它。毕竟即使重要如肾脏或眼睛，你不幸缺了一只，也还是能活得风生水起。我们对身体了解得越多，就越明白，存在即合理……哪怕是某些人的大脑，尽管这点可能令人难以置信。

银发苍苍？哦不，请再等等：
白发的成因

Going Gray? Not Today:
White Hair and Its Causes

大家一定在不少鬼故事中，都听到过，有人被吓得一夜白头。甚至文学巨匠也为这个传说添砖加瓦，说的就像确有其事。比如，拜伦在 1816 年的诗作，"锡雍的囚徒"（*The Prisoner of Chillon*）中写道："我的头发已灰白／但不是因为年迈／也不是像某些人那样骤感忧惶／一夜之间变得白发苍苍。"这简直就是一个可怖的妄断。想象一下，到底是什么样的惊惧，才会使你本该悠悠度过的年岁浓缩成一个晚上。在这里很不好意思地对拜伦道声歉：事实并非如此。

尽管此说流传甚广，但实际从未有史料显示，有人能因为恐惧或是任何别的刺激一夜白头，染发除外。但传说却屡见不鲜。据说托马斯·莫尔（Thomas More，天主教会封的圣人）的头发，在 1535 年死刑执行前夜完全变白。作为亨利八世国王的顾问，他在最后一日所经历的动荡在英国历史上有案可查，并在罗伯特·博尔特（Robert Bolt）的戏剧《良相佐国》（*A Man for All Seasons*）中也有表现。然而，关于头发变白的那部分传闻，在他死后才流传开来——这不就像乔治·华盛顿总统砍樱桃树的故事吗？类似的传说也充斥在玛丽·安托瓦内特（Marie Antoinette，她早年为奥地利女大公，后为法国王后）的斩首故事中。她死时的头发倒确实是花白的，但最大的可能是，在行刑前几个月或前几年慢慢变白的（另一个说法是，因为出逃法国王宫失败，玛丽·安托瓦内特一夕白发）。

大多数人的头发需要历经几十载，当毛囊接二连三开始滋长白发后，才慢慢斑驳。我们有 10 万左右的发囊，所以这一过程应该是旷日弥久的。通常情况下，一旦发囊开始孕育白发，就不可逆转。随着切换到白发频道的发囊逐年增加，你渐渐就会拥有一头苍苍白发。人可能在几个月内白发丛生，但不是因为恐惧，而是正常的衰老过程。虽然机制不明，但所有的发囊可能大致在同一时间冒出白发。几个月后，头发原本的色彩慢慢退却，只剩下银白色。

你的头发基本不可能在比一个月更短的时间内，变成银白色，除非你留的是板寸。每根头发的根部都在毛囊中，毛囊就完全是一个毛发加工厂。如果哪根头发掉了，一根新的头发会从同一个毛囊中生长出来。毛囊中细胞分泌的角质蛋白，是头发中的主要成分。黑色素细胞能产生黑色素，对，就是你皮肤中含有的那种黑色素。黑色素会使角蛋白变色，能产生大量黑色素的人，拥有深色头发，产生少量黑色素的人，则拥有金发。随着年龄的增长，黑色素细胞停止生成黑色素。没有这种物质，头发就会变成银白色或灰色。顺便说一下，灰色一般是由白发混合黑发产生的视觉错觉。这是一个循序渐进的过程。白色初露于发根，变白的速度和头发生长的速度一致无二。白色会顺着头发蔓延发展，简直就是天方夜谭。头发是由无生命的角质蛋白组成的，并不能传送营养或信息。头发生长不过是添加新的角质蛋白到发丝的根部。当黑发"变白发"，无非是新的白色角质蛋白添加到原本黑色的发根。随着一天天头发长得更长，更多的白色角质蛋白增补到原本黑色的根端。随后理发时，一旦发型师剪掉黑色的发尾，你就只剩得一头白发。

如果你头发很短，例如板寸，那么你头发变白的速度，说不定就快如闪电。因为当你原先那 1 厘米葱郁的头发（无论黑色、棕色、金色或红色）被剪掉，就会只留下一周前，新鲜出炉的白发。有些人会悄没声儿地冒出一些白发，丝毫不引人注意。然而，如若再添加几根新的白发，集腋成裘，积沙成丘，看上去就仿佛突如其来，一夕皓首苍颜。头发的生长期大约需要七个月。所以平均而言，各色头发至少需要这么长时间掉光，换簇新的白头发长出来。

　　有一种罕见的突发性秃发，称为弥漫性脱发斑秃。得了这种疾病，只有有色的头发掉下来，留下灰白色的头发。旁人一不留心就可能把一个患有弥漫性脱发斑秃症的人错认成一夕白头。如果观察得更仔细些，你就会发现那个人其实是脱发。斑秃症的发展可能会很迅速，比如在几个星期内，当然压力也很有可能加速其恶化，但这一切仅仅是脱发现象，不代表头发真的从郁郁葱葱的颜色，突然摇身一变，成为苍苍的白色。

　　这种谬传到底始于何处？可能是源自对时间的错觉，时间流逝远比人们想象得要快。你可能会认为一个朋友突然白发，而实际上你已经有一年没见过他。玛丽·安托瓦内特被捕后，在很长一段时间里，被关押在监狱里，远离公众视线。在公开行刑的当天，如果玛丽·安托瓦内特的头发是白色，人们很容易就轻率地认为，它突如其来变白了。镇民对她的黑发形象还记忆犹新。她黑发被捕，而白发出来。那一定是对死亡的恐惧导致的！举一个我亲身经历的例子，我对民谣歌手阿洛·格思里（Arlo Guthrie）的认知，停留在 20 世纪六七十年代，他早期专辑照片中的形象，如《爱丽丝餐厅》（*Alice's Restaurant*）和《朋友》（*Amigo*）。1991 年，在他的表演现场，我看到他那飘扬的长长白发，就感觉像是阿洛·格思里一夜白头。奇妙的是，在他的第一首歌之后，阿洛甚至说："我知道你们都在想什么：那个家伙，他变老了。好吧，你猜怎么着？你也老了。"

参孙之喜：脱发克星

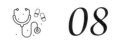08

Samson's Delight: Baldness Cures

女权主义者可能会对治愈脱发的需求嗤之以鼻，觉得脱发不能算是一种疾病。每年有数百万美元花费在研究谢顶方面，很多女权主义者会觉得，这简直就是男权操控医疗研究经费的一个典型例子。不过你也不能怪这些男性。有 50% 以上的男性在 50 岁以前就已经开始要面对谢顶这一难题。年复一年，越来越糟：30 岁以前有 30% 的男性面临谢顶，而到 40 岁这一数字则变为 40%，数据如是发展。也难怪女性经常嘲笑男人徒劳无功的抗秃努力。但事实上，20% 的女性也会受到脱发困扰，同时，有 5% 的女性会像男人一样秃成"地中海"……所以于这部分女性来说，对抗脱发也是一件人生大事。

很快，也许在十年内，会有一种药物刺激头发增长。起初它很可能会有一些可笑的副作用，如阳痿或血压升高。然后再过几年，药物的副作用将会被彻底解决，之后我们就只需操心如何对付头发打结的问题了。研究人员知道什么原因导致头发停止生长，而制药公司也正在将数百万美元投入相关药物的开发。因为他们知道抗秃丸和伟哥一样，会有庞大的市场。

在成千上万治疗秃头的预案中，只有两个获批上市。米诺地尔

（Minoxidil），销售名叫 Rogaine，是在 1988 年进入市场的。这种溶液抹在头皮上，可以使原本日益稀疏的头发的脱落得到有效减缓。我们还不知道其具体作用机理。米诺地尔原本是一种抗压药，结果人们发现它有刺激毛发生长的副作用（在一些尴尬的地方）。非那雄胺于 20 世纪 90 年代进入脱发市场，参与竞争，作为一种名为 Propecia 的药丸销售，还有一种高剂量的版本，叫作 Proscar。这种口服药通过抑制导致谢顶的酶，从而抑制脱发。这些药必须坚持长期服用，不然脱发就会卷土重来。1988 年以前，市场上除了名不副实的蛇油，并没有任何其他可用药。脱发药物的发明史，像裹脚布一样又臭又长。多亏了互联网，这些历史才能重见天日。

秃头一直声名不佳。无数圣经故事都提到，神会惩罚以色列的敌人，要么使其秃头且绝嗣，要么使其秃头且呆傻，要么使其秃头且羸弱，要么就是使其纯粹秃头。在《启示录》中，上帝在世界末日时将会把一群恶人变成秃子。你们都知道参孙（Samson），他庞大的力量都贮存在他的头发中。如《列王纪下》所记载，先知以利沙（Elisha，秃头）对自己秃头一事耿耿于怀。在去杰里科（Jericho）的路上，一群男孩调戏以利沙，大喊大叫："秃子，快离开这里。"以利沙立刻发咒报复："两头母熊从树林里出来，把四十二个男孩撕成碎片。"他报复的方式实在令人费解。

古埃及人是最早开展谢顶治疗的先驱之一，他们尝试着从蛇、鹅、鳄鱼、河马、狮子或野山羊体内提取刺鼻的脂肪。这些都是刺激的皮肤膏药，不是那些适合孩子们涂抹的油脂。呛鼻的气味是必要条件，仿佛只有这样才能证明药液的功效。时至今日，我们还笃信良药苦口这一坑人的说辞。还记得以前的那些去屑洗发水吗：难闻至极！

伟大的医生希波克拉底，用鸽子粪便等其他废料治疗谢顶。亚里士多德如此聪明绝顶，也曾尝试用山羊尿来缓解自己的秃头。恺撒大帝也是一个秃头，具有讽刺意味的是，恺撒（Caesar）的名字源自拉丁语 caesaries，意思是"丰富的头发"。他的女人克利奥帕特拉（Cleopatra），为他准备了马齿粉和鹿骨髓熬制的糊（那时，埃及刺鼻的动物药膏显然已经退出了流行）。唉，克利奥帕特拉的药膏显然没有起作用。来自罗马的秘方，硫、焦油和地中海精选的动物尿液，也都没有起任何作用。恺撒显然陷入困境，为了试图掩盖裸露的头皮，他时常戴着花桂冠（根据罗马书记员老普林尼的记载，恺撒也尝试用鬓边的头发来掩盖秃顶）。强大的汉尼拔也非常厌恶自己的秃头。像"星际迷航"中的柯克队长一样，汉尼拔从来没有在一场战斗中忘戴假发。

用尿液和刺鼻膏脂来治疗秃头的方法，熬过了罗马帝国的末期动荡，不像异教徒那些被判一无是处的几何学和五格律诗。文艺复兴带来了牛唾液治疗法（天哪，牛唾液，不是尿，这简直是巨大的进步）。同时，中国开发了用动物睾丸混合碾磨中草药的治疗方案。冥想和倒立长期以来，一直是印度的标准治疗。最后，随着 19 世纪末期现代科技的出现，秃顶治疗进入电刺激的时代：电击、振动器、电动头皮按摩器和吸发装置，接踵而至。

所有这些治疗有什么共同点？无非是让你看起来很傻。他们都朝着三个目标努力：增加流向头皮的血流量，防止毛孔或发囊堵塞，以及给头皮提供营养。也许这些治疗真的有些作用，但它们仍然无法解决秃顶的真正成因。秃头大部分纯粹是遗传的。你差不多得饿得快升天了，才能营造出让头发营养不良的环境。这当然不是不可能，但估计一般很难做到。你的头皮也不需要额外的血液供给，头部血液充沛。大脑运作当然离不开血液，身体通过两个直径不小的颈动脉向头部输送血液。毛孔堵塞而导致秃头的想法也简直错得不能再错，除非你滴蜡来封闭头皮上的毛孔……或许河马脂肪提炼的刺鼻膏药能做到这点。

你可能因为压力、药物或化疗而失去头发，但通常头发会再长出来。无论男性还是女性，基因才是谢顶和脱发的真正幕后黑手。你可以从母亲或父亲那儿继承秃顶基因。有一个老掉牙的说法（或许新的），只有母亲才能传递脱发基因。不过，你回头看看无数个秃头父子的组合，这个谣言将不攻而破。

头部有大约 10 万个毛囊，这些小的毛发流水线，一般会在正常条件下连续生产头发。一根头发一旦脱落，就会有一根新的从同一个囊泡里长出来。当一种特定的酶开始把睾酮激素转化为另一种名为二氢睾酮（DHT）的激素时，脱发开关就被打开了。DHT 在男性胎儿发育中，也起了至关重要的作用。DHT 还会促使下巴和脸颊上长出又长又硬的毛发，通常还不受待见，这种毛发和一般的胡子还不一样。随着年龄渐长，由于某些不明原因，DHT 开始骚扰头皮顶部的毛囊。这些发囊仍然会继续生产头发，但其出产的是非常细短的毛发，就像桃子上的绒毛。而侧面头皮的发囊也是因为某种未知的原因，不受 DHT 影响，继续生产浓密的头发。因此当其他头发掉落时，就形成了"地中海"式发型。秃顶基因（实际上有很多研究人员认为可能不止一个）即会使人分泌过多制造 DHT 的酶。

这是当今脱发和增发的现状。刺鼻的河马脂肪和山羊尿不再受坊间欢迎，但是一样愚蠢且充满着异国情调的草药，作为新的民间疗法粉墨登场，人们可通过互联网随时购买。说起来都是秘方。逢讲必称"皮肤科医生不想让你知道的事实！"，隐隐约约的阴谋之气扑鼻而来。而事实是，医生并没有任何隐瞒的动机。只有治疗秃发，出售药物，他们才会赚更多的钱。根本没有人机关算尽，就是为了让你的丈夫或兄弟们秃头。你家附近的保健品门店售卖的维生素和矿物质，也并不能促进头发生长。极速谢

　　　　　　　　　　　　　　　　　　　　　这才是医学

顶或是意料之外的脱发，肯定是得病的迹象。如果发生这种情况，请你尽快去看医生。但如果是正常谢顶或头发变稀，则肯定和饮食、循环系统或毛孔堵塞无关。也不是因为你精气不足、长期使用洗发水，或阴阳失调引起的。更不是你因反感山羊尿，而对自己下不了手引起的，又或是你过分热爱麦当劳的汉堡包所造成的。实际的原因是，你的祖先——也许是上代或上两代之间——有秃头。希望就在前方。通常，除非到生命的尽头，发囊并不会"死亡"。大多数谢顶的男人和女人在其 10 万个发囊中仍长有细小的毛发。如果适症的药物横空出世（非常有可能就在不久的将来），那些发囊就可以开始生产更长、更粗的头发。头发移植则是将头皮背面和侧面的头发，连根一起移植到头顶。这个方法很有效——并无神奇之处——但其过程可能比较痛苦且昂贵。医生技术的高低是其成功的关键。可能你不在乎谢顶，这也不错。但是如果你想要头发的话，也没有什么不对。你能怪一个秃头的人对此耿耿于怀吗？不然你说说你知道的哪个美国总统是秃头？除了艾森豪威尔，靠赫赫战功取得一席之地。

人种竞赛的末日黄昏：
种族定义

The Race Is Off:
Race Defined

　　种族之间的竞争历史悠久，而现在看起来，大家都半斤八两，没有一个真正的赢家脱颖而出。种族意味着特定社会组织结构，种族意识根植于所有人类的内心深处，"非我族类其心必异"的说法大家显然都不陌生。但种族的定义其实只有几百年的历史。根据我们的定义，种族只是基于少数遗传性状：肤色、发质和面部特征。我们满可以选择任何遗传性状来区别种族。开个脑洞，我们可以用血型来划分种族：让聪颖高贵的 AB 型统治平庸、愚蠢、肮脏的 O 型。我们或者也可以选择用指纹类型来定义。指纹的类型数不胜数，大致随地域变化而变化。我们还可以用中高音来区别种族。如果亚洲人统治世界，他们估计会断言欧洲人愚昧不堪，你就看看欧洲有多少秃头。现代种族的划分就是这么任性！曾经称霸世界的欧洲人不就曾妄图将智商和行为模式与人的外貌相挂钩。

　　人类基因组计划是由美国国立卫生研究院（NIH）资助的，目的是绘制出成千上万的基因在人类脱氧核糖核酸（DNA）上的位置和功能。其研究结果为种族这一说法提供了明确的解答。这是生物学家早在 40 年前就提出的一个假设——其实生物学上并没有种族这回事。所有现代人都是从

这才是医学

一小撮 10 万～ 15 万年前的古人类进化而来的。基因诚不欺我。虽然人类已经慢慢迁徙到相隔甚远、相互隔离的区域，但区区这点儿时间还根本不够进化出迥异的遗传特征，可以用之划分种族或人种。从生物学的角度来看，任何所谓的白人黑人间之差别，与拥有同种肤色人之间的差别相比，未必就更大。比如，高加索人之间皆可能存在更多的遗传差异，而不是所谓的种族之间。不同的两个人拥有的 DNA，75% 大致相同，只有剩下的 25% 使我们有所区别。在同一个族群之间，比如韩国人中，基因差异性有时候达到 85%。种族和种族之间只有约 8% 的遗传差异，人种和人种之间的差异只有约 7%。所以，在生物学上，韩国人和日本人之间的差别，跟韩国人和挪威人之间的差别无相上下。只有 0.012% 人类生物学上的特征可归因于种族。

这些数字意味着什么？我们先不讲答案，用举例来说明。我们假设所有人之间统共 25% 的基因有所不同，这部分不同的基因加起来比方说一共 100 个。也许你和刚果人或来自寒带的格陵兰岛人只有 5 个基因的差异。这 5 个基因可能决定的是头发类型、眼睛颜色、皮肤颜色、鼻子大小和嘴唇大小。你们血型一样、耳朵形状类似、都是右撇子，以及还都拥有一个同样的抗癌基因。你可能和你的亲表弟差别更大，比如 10 个基因的差别：你表弟也许有着不同的头发颜色、血型、是左撇子，有着你所没有的大耳垂、手指中截上长着小绒毛，也没有抗癌基因，等等。显而易见，你们相同的只有肤色。这就是所谓的遗传差异。你和你同胞的共同点是来自同一种族，但在许多其他方面却千差万别。

人类定义的种族和工业社会几大主要杀手——癌症、中风和糖尿病等，几乎没有任何关联。种族也对艾滋病等其他传染病的传播不起决定因素。当然，在不同种族之间，疾病的发病率有不同程度的区别。但这几乎完全是由外界因素，如饮食习惯和社会经济地位所导致的。例如，亚裔美国人在移民几代后，其乳腺癌的发病率接近美国国家平均水平，远高于亚洲的发病率。罪魁祸首不是基因，而是肥胖和久坐的生活方式。纽约市哈林区的非裔美国人活到 65 岁的机率比一个孟加拉国男子要小，那是因为来自纽约市哈林区的黑人，可能遭受到更多暴力和社会问题的威胁。在加拿大魁北克的非洲裔的寿命就比哈林区的长不少。

种族（肤色）的确对皮肤癌有影响。黑皮肤的非洲人更不易得皮肤癌。反之在日照不足的情况下，斯堪的纳维亚人却比非洲人更善于产生用于骨发育的维生素 D。所以非洲人迁移到北方，需要补充维生素 D，而斯堪的纳维亚人到南部一游，则离不开防晒霜。乳糖不耐症似乎困扰着除了欧洲人外的其他每个民族。非洲人不太容易得骨质疏松症，但这可能是因为他们常年处在日照充足的环境中，间接强化了骨骼。很多非洲人携带抗疟疾基因，而生活在地中海、中东和疟疾盛行的东南亚地区的人也有同样的基因。想单列出一个对某种疾病有显著生物学优势的种族可能不是一件易事。

从精神和创造力来看，种族之间没有差别。天才和白痴存在于世界各个角落。如果某族群似乎更倾向于以某种生活方式，或在特定领域表现出色，纯粹是社会因素的差别。德国盛产音乐家，法国盛产画家，这可没有遗传什么事。天才之所以是天才，是社会培养的。节奏贯穿在某些非洲文化中，因此节奏在散居各地非洲侨民中也无处不在。欧洲人喜欢和弦和旋律，因此交响乐大行其道。爱尔兰人在欧洲长期被英国人视为二等公民，也擅长创作类似非裔美国人的蓝调音乐，无非是因为蓝调音乐在中下层人民中盛行。

也许是长久以来的现实因素，人类精明地学会了利用面部特征的些微不同，来区别异族的陌生人。来自欧洲的分类学家认为，至少应该把人像其他动物一样进行分类。瑞典分类学家和植物学家卡尔·冯·林奈〔Carl von Linne，他用拉丁名的昵称林奈乌斯（Linnaeus）行走江湖〕，在他 1758 年的《系统分类学》（*Systema Naturae*）一书中，把人分成了四个类别，分类的基础是外表长相和他所臆想的民族性差别。在他看来，欧洲人是"公平、温柔、机敏、有创新精神、遵纪守法"的；亚洲人则是"肮脏、严肃、傲慢、贪婪、冲动"的；非洲人是"狡猾、惰性、粗心、任性善变"的；而美国原住民则是"有着古铜色的肌肤、顽固、自满、自由"的。所有狡猾、傲慢、顽固的欧洲男人当然对这种分类大呼快哉。德国的人类学家约翰·布卢门巴赫（Johann Blumenbach）是第一个使用种族和白种人这些词的人，可以追溯到 1775 年。他基于外观将人分成五类：白种人、蒙古人、埃塞俄比亚人、美洲人和马来人。布卢门巴赫认为现代亚美尼亚和格鲁吉亚的高加索地区的人是"世界上最美丽的人"（格鲁吉亚女孩一直是保罗·麦卡特尼的心头好）。

进入 20 世纪，人类学家（通常是白人）仍然继续把人分成各种种族和子种族。已被定义的大约有 100 个族群。然而，人类学家真的只是寻求一种方法，用来分类文化和研究人类迁移，从未争论过种族优劣。20 世纪的美国种族主义运动中，希望禁止某些种族群体进入美国，种族主义者在此运动中成功抵制了中国人、非洲人等。大部分种族歧视的法律于 1930 年在美国被推翻。大约在同一时间，棕眼棕发的阿道夫·希特勒说服德国人，认为外国人都是坏蛋，尽管他自己出生于奥地利。希特勒同时宣扬有着金发碧眼的雅利安人（人类学上雅利安人来自伊朗）是最卓越的人种……除了在波兰的那些金发碧眼的姑娘，他认为这些女孩罪该万死。希特勒本人用实际行动向世人充分说明了，通过外表来界定种族是一种多么愚蠢的行为。

也许如果人类群体彼此隔离，在不同的大陆孤立生活个成百上千年，那么生物学意义上的种族可能会发展起来。就像被大峡谷隔开在两岸的松鼠一样。但谁在乎？这事并没有发生，也不会发生。这种划分是没有任何实际意义的。跨种族间的婚姻与移民确保了人类还会成为一个完整的人类。种族主义者可以选择忍受这一切，或者停止交配，直到绝种。

第二部分

慢慢变老
Growing Old

活到 100 岁，您就是成功人士，因为很少有人能活过 100 岁。

——乔治·伯恩斯（George Burns，1896—1996）

早在 1967 年，以吉尼斯世界纪录上最吵纪录的保持者而闻名的"谁人"（The Who）乐队，曾说过一句摇滚界的经典名言："我希望在变老之前死去。"乐队的鼓手凯思·穆恩（Keith Moon）梦想成真，在此 10 年之后，死于吸毒过量。他的队友们后来一定对自己的人生感到失望，因为他们都活到了古稀之年。

尽管众人言之凿凿，但想靠正能量、打激素或长生药，停止或逆转衰老不过是镜花水月。你唯一可以做的就是靠健康饮食、适度锻炼来尽量延缓衰老。众所周知，衰老缓慢而冗长，但我们没必要谈老色变。我们大部分的恐惧，来自对衰老可能带来状况的误解，譬如认为疾病是不可避免的。身体感觉有点儿僵硬？绝对是因为老了。忘记一个电话号码？必然是因为上了年纪。心脏问题？自然是身体老化。刚刚退休的时光可能特别难熬。于早年正常锻炼保养身体的你来说，情况尤其如此，因为你早已丧失了英年早逝的可能性。

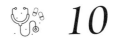

健忘：
记忆丧失与衰老

Losing One's Mind:
Memory Loss and Aging

直到我们父辈那时，医生都还相信：记忆力减退是衰老的一部分。事实上，"衰老（senility）"这个现今已经不时兴的词，其词根来自"老人"的拉丁文。奇怪的是，难道早期说英语的学者都不知道著名的希腊哲学家——一个留着大胡子的老人——苏格拉底，在他耄耋之年、生命的尽头，仍然聪敏睿智？又比如，米开朗琪罗在 89 岁时完成了他最先锋的代表作雕塑《圣殇》（*Pietà*）。现代建筑师弗兰克·劳埃德·赖特（Frank Lloyd Wright）直到晚年才厚积薄发，75 岁时事业开始复苏，随着古根海姆博物馆在纽约市拔地而起达到顶峰，古根海姆博物馆在他 92 岁去世后的几个月内完工。米尔顿·伯利（Milton Berle）在垂暮之年一直保持高调，于 1997 年创办了幽默杂志，而在 2000 年，他又精力充沛地起诉了老雇主 NBC，他于 2002 年以 93 岁高龄去世。

衰老即记忆力衰退，在我们的集体认知上留有很强的印记，很多人对上年纪的最大恐惧，便是记忆力衰退。达纳基金会（Dana Foundation）最近的一项调查发现，70% 的成年人担心记忆力受损，而布鲁斯金 – 戈德林（Bruskin–Goldring）调查公司的一项研究显示，80% 的医生报告，他们有

30 岁以上的病人抱怨记忆力下降。其实这些病人中的大多数记忆力和 30 岁以前没有太大的差异。他们只是更经常，记住了他们忘了多少。一个青少年如果忘记爱荷华州的首府（我想是德梅因，但是需查查确认），永远不会认为是因为自己"老了"。我们当中的好多人，一旦感觉自己记忆力下降就开始吃银杏，这种草本补药据说通过增加输送向大脑的氧气量来帮助记忆。而实验表明，银杏并没有能力帮人提高记忆力，但是往草药市场里几百万、几百万地砸钱的人，依旧前赴后继。

些微的记忆力减退，值得强调的是"些微"这个词，是自然老化进程的一部分。平均来说，老年人可以在记忆测试中记住 6 个物件，30 岁的人可以记得 8 件。（向青春敬礼！）但老年人凭借更多生活阅历，见多识广，也记得更多东西。（向老年人敬礼！）年华老去是"渐渐"失去生命力的缓慢过程。通过锻炼和健康饮食的生活方式，我们可以减缓或增速老化进程，但衰老是无法阻挡的自然规律。通过记忆训练，本质上是锻炼思维，一个老人可以在记忆力测试中回忆出 30 样东西。毋庸置疑，训练有素的年轻人可以回忆最多 40 件物品，但 30 项比 6 项要好一些。轻微、自然的记忆力丧失，并不会带来生活大变，虽然有些人难免受其影响。物理学家和其他领域的科学家，通常会在 40 岁之前完成其最大贡献。少数真正的科学天才可能会经历认知能力的明显下降，无法继续正常工作。然而，除非疾病，我们中绝大多数人，在老年仍有足够的智商胜任青壮年可以完成的各种挑战。积累生活经验可以使作家和艺术家更加成熟，在老年厚积而薄发。先锋爵士钢琴家戴夫·布鲁贝克（Dave Brubeck，出生于 1920 年）和奥斯卡·彼得森（Oscar Peterson，生于 1925 年）的音乐听起来一如既往地出色，尽管与 50 年代相比，他们的风格出现了些许变化，但是一样美妙动听。

这才是医学

严重的记忆力丧失——干扰你日常生活的那种——是由疾病引起的，而不是衰老的一部分。其中的阿尔茨海默病，是一种可以掠夺患者一生宝贵回忆的可怕病症，且目前没有特效药。超过 65 岁的人群中，此病的发病率是十五分之一。这个比例惊人的高，但仍然低于癌症和心脏病等人类的主要杀手。当然这个发病率也并不准确，因为没有适当的诊疗手段，很多情况可能直到尸检才能确诊罹患此症。阿尔茨海默病的成因还是未知的，由于此病以前并不常见，直到 20 世纪才被发现。现今，大多数美国人可以活到 65 岁，所以我们可以看到越来越多的阿尔茨海默病病人。用药的话也只可以帮病患平均增加 19 天的寿命，且无法减轻其病症。

阿尔茨海默病是如此可怕，已经变成了失忆的代名词。但幸运的是，很多的失忆或失智，思维能力受损，是可以被治疗的。痴呆的最常见成因是血管性痴呆，是由大脑供血受阻而导致的思维混乱。营养不良是痴呆症的另一个常见原因，一些老年人没有保证均衡的膳食或身体无法像年轻时一样吸收所摄入的营养。抑郁症和阿尔茨海默病表征很相似也更多发，有时会导致误诊。如缺乏及时的治疗，抑郁症可能会导致永久性脑损伤。长期酗酒也同样会导致脑损伤进而痴呆。以上这些类别的痴呆症状，都可以被减轻或逆转。这些症状与老化有关，但它们并不是老化造成的。

衰老和记忆力受损，往往多发于那些用脑不勤的人身上，而有些人一生都慧心妙舌。一位法国新闻记者在采访瑞让娜·克莱芒特（Jeanne Clement）时说，希望在她明年生日时能再次相见。结果克莱芒特奶奶回答说："我不明白为什么不能，您看起来很健康。"克莱芒特在接受采访时已经至少 112 岁了，她也是当时最长寿的人。乔治·伯恩斯（George Burns）在他 98 岁生日宴会上的幽默表现，也远超过其同时期很多喜剧演员。

证据表明，大脑在人的一生中都会产生新的神经元。也就是说，你只要教，成年狗也能学会新技巧。如果大脑长期失去挑战，便会很快失去记忆和利用信息的能力。人一旦从工作中退休，通常也意味着大脑开始了悠长甚至是永久的假期，再也不用为琐碎细节而焦虑，再也不用费心协调安排每周的各项事情，也再无须花精力对付一天的工作。这种情况可能会变得更糟。许多老年人独居，唯一的慰藉是电视机发出的幽幽蓝光。因为视力的下降，他们再也不能从书本中寻求安慰；因为出行不便，他们也无法进行正常社交。就像我们的身体需要适度运动而保持健康，我们的头脑也需要常常锻炼才能好好工作。如果思维缺乏锻炼，即使一个年轻人也会失去思考能力。

老年人的大脑如果时常被激活，也会像年轻人一样创造出新的神经网络，用来存储和接收信息。即便老了，人的学习潜力依然无限。这出乎很多人的意料，因为坦白说，我们很少能在身边日常生活中，看到这么振奋人心的例子。常见的是，老年人的身体和精神一起携手退休。这是社会问题，不是生物问题。我们偶尔也会听到一个励志故事，比如一些耄耋之年的老人顺利大学毕业。最近秘鲁的一则新闻，一名102岁的女子加入该国新的扫盲计划，读书认字一直是这个女人一生的理想。这些励志故事都说明了卓尔不凡的人也是从一点一滴的小事做起的。学习能力人皆有之。然而伟大之人之所以伟大，是因为他们从学习中找到了乐趣。

学一门新的语言，10年后再换一种。不依赖计算器来记账。试着用左手画出右手才能画的复杂图形，反复练习，直到你可以左右开弓。学会玩扑克、桥牌或其他需要动脑的牌类游戏（需要越多社交的越好）。尝试写个回忆录。人生还有无限可能。你也许会问，65岁后每10年掌握一种新的语言有什么用？退休金不会因此而增加，也不会因此找到一份新的翻译工作，也甚至不能因此到那个国家一游。学习语言或乐器，又或者任何其他的新技能，会有效延长你头脑康健的时间。虽然你不会因此变得更聪明，但可以尽量延缓记忆的自然衰退。那些活得又健康又长久的老人，都保有这样的心态，坚定不移地继续学习，一生都不断产生新的神经元。他们收获的是身体健康及头脑敏锐。

智慧于我们不可或缺。有些回忆可能会褪色，但是智慧只能通过多年的经验获得。雨果曾经说过："如果你透过年轻人的眼睛，就会看到火焰；如果你透过老人家的眼睛，就会看到一盏灯。"

身体僵硬：
活力与衰老

Getting Stiffed:
Vitality and Aging

民间吉他手多克·沃森（Doc Watson）仍然是当今"手指"最灵活的人。生于 1923 年的他，虽然不能再像以前那样长时间弹奏，但他的熟练度仍是毋庸置疑的。我看过他在 2001 年的音乐会。衰老似乎并没有影响他的吉他演奏水平，只不过减少了他开音乐会的场次。

衰老涉及身体部位的逐渐磨损。你不能阻止它，也不能扭转它。对于这个，没有人会觉得很欢欣鼓舞。但衰老却不一定会影响日常生活。健康的老人仍旧可以走路、购物、做饭以及打扫卫生。他们不能打"职业"棒球，但他们可以打棒球。至于多克·沃森，他也许再也不能一年 300 天，每晚坚持不辍弹奏几小时，但他可以一年举办 100 场音乐会，每次演奏 90 分钟。这个成绩一点儿也不寒酸。

谈到老龄化，似乎有两个阵营：一些人相信老化可以逆转，僵硬和虚弱是你自己的错，是因为你没有保持"年轻"的思维或积极锻炼；另一些人则相信，人老了之后，身体都注定要衰弱不堪。前一种观点是单单纯纯的无知。所有的动物，都会随着年龄的增长而衰弱。狗和猫，是这世界上少数的两种动物，不受捕猎者和饥饿的威胁，可以安然步入老年，其老化

这才是医学

进程几乎与人类完全相同，而它们对于成为一只老猫或老狗是什么样子可没有先入为主的偏见。对于后一种观点，多克·沃森提供了有力的反面证据，证明人年纪大了也不代表就一定不行。

抗衰老行业和学术研究的机器开始嗡嗡作响，现在，婴儿潮那代人已经年过半百，其中有些人积累了相当的财富和政治影响力。然而即使是最先进的科研成果，让人延长寿命的机会也很渺茫，除非你是寄生虫或果蝇。因为人体结构比这些生物更复杂。现在，市面上充斥着抗衰老药物和金玉良言，但是人类能从中获益的机会微乎其微。这些东西往好里说是天真乐观，往坏里说是充斥着欺诈和伤害。靠谱的科学家们认同，医学研究在未来有希望研发出减缓衰老的方法甚至延长人的寿命，超过现在人类120年的寿命极限。但是，无论产品销售代表说得如何天花乱坠，迄今科学还未能实现这一点。现在，无论任何书、粉末或药丸，声称自己能永葆青春——比如防止皮肤衰老，维持器官活力，增强免疫系统，永远让你"性致昂扬"——都是不可能的，无非是想通过误导引发过度希望，或干脆就是彻底欺骗。这包括激素治疗、抗氧化剂和所有"保持心情愉快"的鸡汤。清除皱纹并不等于越来越年轻，返老还童不过是一个比减肥塑形更有利可图的口号。

你最应该做的就是，尽可能长久地保持身体康健。衰老终将发生。僵硬、虚弱和性欲丧失，这三种与衰老有关，但绝不是衰老的成因。老调重弹，运动和健康饮食是减少这三种身体问题最好的灵丹妙药。

活力减退与其说是因为上了年纪，还不如说是和状态保持有关。生物学上看，一个健康的70岁老人与健康欠佳的30岁的年轻人相差无几。但一个健康欠佳的70岁的老人肯定身体状况糟糕，即使涉及性行为也是如此。吸烟者一般身体状况也欠佳。比起健康的70岁老头，而立之年的肥胖症患者更有可能受到阳痿的困扰。其实，约 3000 万的美国男性，患有一定程度的性功能勃起障碍——阳痿是更委婉也更精确的代名词。这 3000 万人中，有一半在其四五十岁的时候，常被糖尿病或循环系统疾病所困扰。女性也类似。运动确保更好的血液供给生殖系统，从而有更好的性满足度。（老年女性性活动频度减少，往往是因为缺乏性伴侣，而不是因为健康状况欠佳。）

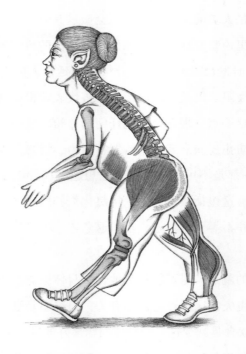

医学可能会帮助我们"活"过百岁大关，但是人的身体究竟准备好了吗？我们将需要对身体进行一个大工程的改造：将膝盖向后弯曲以减轻膝盖磨损；添加肋骨为内脏提供更好的支撑；站姿前倾以缓释脊椎压力；增厚椎间盘和关节里的软组织；降低身高以防止跌倒；还需要有更结实的骨头；增大耳朵来提高收集声音的效率；换一双更锐利、更耐用的眼睛；增加更多的静脉和动脉瓣防止血液回流；更好地清除血管中的脂肪；等等。由帕特里克·温（Patricia Wynne）提供插图

　　　　　　　　　　　　　　　　　　　　　　　　这才是医学

你何以在古稀之年避免健康下滑？斯坦福大学医学院老龄化专家沃尔特·博茨（Walter Bortz）将衰老比喻成运动员跨过高峰期后状态慢慢下滑的过程。博茨发现运动员随着年华老去，在其尽力维持竞技状态的努力下，其运动状态以每年0.5%的速度递减。如果你坚持健康生活，70岁时仍可以保留90%的活力。这相当不错！如果你忽视保养，就像一些运动员，你每年会丧失2%或更多的活力，那么在你70岁时，活力就只剩30%了。博茨承认活力之说在数学上并不严谨，但不可否认，此比喻很有启发性。多年的饮食不良、缺乏锻炼、压力和抑郁会导致活力衰退。如同记忆衰退和学习的关系一样，活力衰退背后的主要原因是社会学因素，而非生物学。

重返青春固然是痴人说梦，但不惑之年的你身体虽已非巅峰之态，却完全可以通过适度运动和健康饮食维持尚佳。这不是返老还童，只不过是弥补了由于懒散不爱动弹所导致的损失。想象一下，一条腿打了两个月的石膏，就会因为缺乏运动而肌肉萎缩。但是锻炼一下腿就能恢复正常，而不是变得更年轻。在任何年龄段，肢体僵化的问题都可能出现（或消失），体虚也是。补充摄入钙和锻炼身体，也有助减缓体虚。

关节炎和骨质疏松症是疾病，不是自然变老的一部分。骨质疏松涉及钙质从骨头中过量流失，而一般来讲，坚持补钙和运动便能有效预防。关节炎是由覆盖骨头端部起缓冲作用的软骨逐渐磨损而导致的。随着软骨消磨，骨骼会摩擦骨骼，让人觉得痛不欲生。关节炎的病因通常都有迹可循——重复运动过多或姿势不对、运动损伤、体态不佳或肥胖导致关节压力过大，以及遗传的影响。美国国立卫生研究院（NIH）的研究显示，你可以通过积极锻炼、多喝水来有效预防关节炎或缓解其症状。

如本书第四部分所述，抗氧化剂并不是所谓的青春不老药。人类注射生长激素或脱氢表雄酮（DHEA）有一连串的副作用，而且满打满算也就是和运动"抗衰老"的效果持平。"鸡汤"讲座价格不菲，其口号"像年轻人一样思考"除了能督促你锻炼别无他用，而且这只不过是提了个简单建议，不能带来"年轻"本身。适度喝水、散步、做伸展运动，才是真正又好又便宜的葆青春神药。这三味良药不仅会让你肉体保持康健，也会让你头脑保持清醒，免于被各种抗衰老的炒作所忽悠。

老年病：
老龄化与疾病

Illness Gets Old:
Aging and Disease

　　有一个老掉牙的笑话，活到 100 岁的良策，就是先活到 99 岁。这话其实说得不错。一旦顺利迈过 80 岁大关，你的患癌症风险就会长足下降。很少有 85 岁以上的老人罹患心脏病。大多健康的绊脚石都会在 90 岁以前消失。可以说到彼时，你就算成了人生赢家，笑到了最后。衰老并不是疾病的起因，长期虐待自己的身体才会招致疾病的光顾。好好照顾自己，也许将来你就有机会来体验远离病痛的老年生活。

　　哈佛医学院托马斯·珀尔斯（Thomas Perls）正在研究百岁老人。30%以上的人瑞声称身体倍儿棒，和他们 70 多岁时状况相差无几。超过 40%的人，认为自己健康状况良好，而 20% 的人觉得自己身体还凑合。只有2% 的人觉得体虚，其中大多数人没有也不认为自己需要一个家庭医生。珀尔斯认为，从基因来说，我们所有人都有活到 90 岁的潜力，但是百岁老人可能会拥有特定的基因，使其略具有遗传优势，有效避免其过早遭受疾病的侵袭。

　　衰老是生命进程的一部分，而疾病不是。饱受疾病困苦的一些人，可能会被剥夺衰老的机会。这些疾病中，前三名是：心血管病、癌症和中风。一般都在 30～60 岁发病。遗传对这三大疾病有一定程度的影响，但不起决定因素。所以，即使你父辈死于某种疾病，也千万不要以为自己注定难逃相同的宿命。虽然某些基因缺陷几乎可以直接导致癌症等疾病，但大多数人患病的主要原因，是不健康的生活方式（饮食、运动、毒素污染等）。

过量吸烟、酗酒、从事危险运动（如跳伞）、在工作场所接触有害化学物质、多年重体力劳动和肥胖都是导致英年早逝的重要因素。如果你能规避这些，就为健康迈向 90 岁甚或 100 岁大幅度地增加了筹码。你的其他筹码还包括运动和饮食。每日运动降低心率、加强肺部功能、增进血液循环，做到这几点就能有效预防不少疾病。丰富的蔬菜、纤维、低脂肪食物和植物蛋白质也可帮助你抵抗上述三大疾病杀手以及其他病症：各种蔬菜为身体提供了营养所需的维生素和矿物质；纤维增强细胞并有助排便通畅；低脂肪食物可以有效避免动脉粥样硬化，确保血管畅通，从而降低心脏病及中风的发病率。大量的动物蛋白质（来自牛肉和猪肉）会导致钙质流失，使骨头变得脆弱。适度食肉没有问题——素食主义者的寿命，并不比适度食肉者要长。

老年性耳聋是指，因上年纪而丧失听力的病症。中耳中帮助传递声波振动的小骨在人 60 岁以后功能会开始明显下降。分辨高频音调的能力可能早在而立之年就逐渐降低，分辨低频的能力则约在花甲之年开始衰退。男人听力减退的速度一马当先，超过女人的两倍。当然，这里并不是在说你一定会成为聋哑人。听力衰退是无可避免的，但你可以珍惜你手边拥有的。最重要的一点是避免高分贝的噪音。听力专家说，下一代人，包括现在的孩童和青年，在其 50 岁时，就会有可能遇到重大的听力问题。罪魁祸首是耳机里的噪音、喧嚣的酒吧及音乐会、此起彼伏的汽车噪声，还有割草机等泛滥于工业社会的大小机械重奏。这推测已经有证据支持了。有医疗记录显示，现在大多数 40 岁的男人有着 60 岁的听力。"谁人"乐队的吉他手皮特·汤森（Pete Townsend）曾说希望自己死在衰老以前。但现在的他，和其他无数经过舞台扩音器洗礼的音乐家一样，终日戴着一对助听器度日。

眼睛也在劫难逃。几乎每个人在 40 岁前后都会遇到远视的困扰，在 70 岁之前无法顺利阅读报纸上的小字。幸运的是，真正对生活质量有影响的眼睛问题，几乎都是可以预防的。其中身体健康占有很大比重。随着糖尿病的发病率在美国持续上升，青光眼和糖尿病性视网膜病变的发病率也随之上涨。这些病症如果没有得到及时治疗，可能导致人在青壮年就失明。高血压破坏视网膜中的微血管，从而也可能对眼睛造成威胁。和听力一样，真正视力致残的原因，是长期以来不健康的生活习惯，而不是衰老。

老死应该是人类死亡最理想的模式。如果你有幸活到 100 岁，这意味着你的整个人生大多处于比较康健的状态。是的，百岁是个神奇的数字。对我来说更神奇的是 114.16 岁，按小时算，那正好是整整 100 万个小时。

相会 2150 年：
生命的长与短

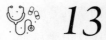
See You in 2150:
The Long and Short of Life Span

　　现代医学肯定是伟大的，不是吗？我们消灭了很多惹人厌的疾病，器官和肢体移植变得司空见惯，肿瘤可以被切除，以前那些得了便如同在阎王殿上挂了名的疾病，都有机会被治愈。现今不超过一个月，你就会在报章头条上看到各种关于健康领域进展的丰硕果实。那么就我们的成就而言，人类的寿数究竟有没有增加？答案是否定的。这个是对长寿最大的误解之一：我们并没有活得更长。人的寿数过去 10 万多年来亘古不变，一直保持在最高约 120 年。

　　这个误解源于"平均预期寿命"这个词。任何一个国家生活在任何特定的时代都有一个人类寿命的平均值。我就"相信"自己怎么也会活得比国家预期寿命长很多。美国当下的平均预期寿命为 72 岁；1900 年，预期寿命为 47 岁；1776 年，美国刚建国时，这个数字是更低的 35 岁。在罗马时代，人平均只能活 25 岁。数字具有很大的欺骗性。希腊哲学家苏格拉底卒于其 90 岁大寿之前，而且还是因为死刑。公元 4 世纪，几个早期的基督教牧师顺利活过 90 岁。圣安东尼活到 105 岁。米开朗琪罗 89 岁高龄时，还在兴高采烈一锤一锤地凿刻其传世名作《圣殇》。本·富兰克林去世时

这才是医学

84 岁。几个美国原住民酋长活了 100 多岁，其中包括约瑟夫酋长和红云酋长（他 100 岁时，在车祸中摔断了腿，然后因为肺炎长眠于 111 岁）。

预期寿命只不过是一个平均值，包括所有不到周岁就夭折的婴儿、在战争中消逝的生命，以及一路走来因疾病而早夭的亡魂。罗马人很好斗，所以预期寿命显然不会很长。在美国成立初期，婴儿死亡率相当高，九分之一的孩子活不到周岁。1900 年，无论孩子或大人，都因群居生活，而一直处在各种传染病的阴影下，麻疹、小儿麻痹症、天花、痢疾和水源性疾病，而这些疾病在当今社会都已基本得到有效控制。这些因素加起来使得当时的平均寿命，以今天的标准来看，简直低到无法想象的地步。罗马人并没有都是一到 25 岁就死亡。他们中有人活到八九十，有人活了 20 年，还有人也许只活了两年。把这些数取平均，你就得到了约 25 岁的预期寿命。

现在非洲中部，有着全世界最高的婴儿死亡率，以及最低的平均预期寿命值。在非洲一些艾滋病肆虐的地区，预期寿命仍然低至 25 岁。但是人们也常常听到这样的新闻，比如乌干达的某当地女性迈入百岁大关。她幸运地躲过了战争的侵袭，也战胜了各种带走她同胞的疾病。现代医学在她身上估计还没有机会发挥其用武之地。

也许一个更加准确的寿命统计应该从人成年之后开始算。在美国，一个男婴预期寿命是 72 年。如果他活到 35 岁，那么他就非常有可能活过 78 岁。如果他顺利活到 65 岁，那么他可以期待再活将近 20 年，直到 82 岁。如果比较成年或中年后人的预期寿命，国家与国家之间的差距并不大。基本上无论世界任何地方的人，只要活过 65 岁，就都有很大可能会再多活 10 年。总体而言，日本预期寿命领先于世界各国，紧随其后的是冰岛、法国、瑞士和德国。在日本，冲绳岛拥有最多的百年人瑞，这归功于居民积极的生活方式和低热量的膳食结构。蔬菜、大米、海产品和少许猪颊肉是他们餐桌上的常客。

一些科学家说在 1800 年之前，没有人能活过 100 岁。他们又说，1000 年以前，没有人能活过 50 岁。这完全不是事实。除了有详细历史记载的长寿明星，毋庸置疑，也有无数"普通"人：农民、木匠、水手，亲眼看到了自己重子重孙的诞生。其实，今天不少生活在意大利撒丁岛和高加索山区的居民，都有百岁高寿。如果这些人在没有现代医学的帮助下长命百岁，那么他们千年前的祖先为什么不能长寿？在这些文化中，人的生活方式在千年中并没有太大的改变。高加索地区每 140 人中就有一人是百岁人瑞，而同比美国，每 5099 人中才有一个（诚然，报道可能有些夸张，那些在达能酸奶广告中出现的老人家，显然对自己的年龄撒了谎。他们要么为了躲避对俄战争，在少年时谎报了年龄，要么为了出名为自己生生添了 20 多年的寿数）。

那么我们到底可以活多久？在《创世记》中，亚当和他的后代能活数百年。梅苏塞拉是身体最棒的，活到 969 岁。显然，这不过是民间传说。但值得注意且有趣的是，《创世记》中的神厌倦了那些活千年的恶人，把人的年龄上限设定成约 120 岁。这个数字恰好是现代人中有记载的最高寿数。有个别女性就活到了 120 岁，已故的法国人让娜·克莱芒特保持着 122 岁的世界纪录。再次引用《圣经》，我们发现大卫王在 90 章中提到关于寿命："普通人寿命七十多岁，健壮的人则可活到八十。"虽然比不上 120，但在一个充斥着战争和瘟疫的世界中，也是相当不错的了。这个强有力的证据暗示了，人类的寿数并没有增加。

如斯坦福医学院的长寿专家沃尔特·博茨博士说，21 世纪后叶大多数人将会活过 100 岁。哈佛公共卫生学院的托马斯·珀尔斯博士则相对保守，他认为一般人的基因能达到 85 岁的寿数，良好的生活习惯可以再添个 10 年达到 95 岁。加州大学尔湾分校的迈克尔·罗斯（Michael Rose）博士预测遗传剪辑技术可以让我们活到 300 岁。但目前还没有证据可以支持罗斯的

这才是医学

说法，但这不妨碍大家做美梦，前提是这300年是快乐时光（现在欧洲学者还在绞尽脑汁试图应对遍布欧洲的一个难题，即75岁老龄化社会问题）。

基础卫生建设和清洁水源供给在20世纪之交时，大大影响了发达国家人口的预期寿命，把其从历史上大多数记载的35岁延长到50岁左右。"二战"后，由于婴儿死亡率明显下降，日本的平均寿命崛起位于世界前列。20世纪中叶，抗生素和疫苗的出现为人类再添加了15年的平均寿命。手术和70年代后产生的新药为人类又增寿了约10年。如果能消除三大杀手——心脏病、癌症和中风——预期寿命将会再添加15年。这将会意味着我们能活到95岁左右。

抗衰老的研究，其中一个重心应该放在提高人类120年的寿命上限。一个前景不错的策略是减缓衰老过程。也许通过遗传学或限制热量摄入，现代技术已经可以做到延长啮齿类动物的寿命。但人类并不是老鼠，科学家说我们离真正了解衰老的机制和奥秘还有数年距离，更不用谈如何延控衰老了。现在，没有任何灵丹妙药，包括流行的激素疗法，可以使人延年益寿。激素治疗也许可以增强人的力量和耐力，但其副作用未可知。比起激素，锻炼是更好的选择。市面上所有宣传的抗衰老秘方，无论是鹿角粉，又或抗氧化剂，再或生长激素都是伪科学。保持心情愉快和正能量，为大多健康畅销书或替代疗法拥护者所推崇，也并无法延缓衰老。如果保持年轻的心态是有用的，那么动物就应该青春永驻。家养的狗猫却也同人类一样，会慢慢衰老。

如果你关注两性差异，这里倒是有个令人振奋的好消息：人类的性别已经对寿命的影响越来越小了。你如果迅速进疗养院瞅一眼，就会得出女人比男人寿命更长的结论。但这个现象更多受到社会学因素影响而非生物学。随着越来越多的女性进入社会工作，她们开始逐渐丧失长寿界领军人的地位。近 20 年来，美国男女间平均寿命的差别越来越小。人口学家预测，在 21 世纪，先进国家中男女预期平均寿命将持平。而现今，在年纪越大的人群中，性别平等也更为显见。在美国，超过百岁的人中男性占比20%，而超过 105 岁的人中男性则占了 45%。

用著名的马克·吐温的话来说，现在很多有关长寿的报道可能言过其实。虽然不少医生认为在未来几十年会涌现越来越多的百岁老人，但美国以及其他发达国家的整体预期寿命也许已经达到顶峰，甚至不排除向下走的可能。现今的隐忧是，大多数年轻人无法维持健康的生活方式，他们暴饮暴食，久坐不动，因此导致肥胖，以及接踵而来的糖尿病、心血管病、癌症和中风。这些疾病都是发达国家中最大的杀手。越来越多的人随着腰围的增大，日益笼罩在这些高风险疾病所带来的死亡阴影之下。

也正因为如此，美国在平均寿命上落后于世界领先水平。美国人口普查局数据显示，1996 年出生的美国儿童预期寿命为 72 年。这至少比日本、新加坡、加拿大、以色列和欧洲大部分地区短上两年。然而，俄罗斯还远不如美国，其男子的预期寿命只有约 59 岁。有意思的是，俄罗斯的平均寿命在 1960 年前后还和美国棋逢对手。这中间只隔了一代人，为何会有如此大的差别？在俄罗斯，头号杀手是心血管疾病，车祸和暴力紧随其后。伏特加经常扮演隐形杀手的角色，是缩短平均寿命的罪魁祸首。俄罗斯每人每年平均消耗 20 升酒精，稳居全球鳌头。俄罗斯经济萧条和全球地位的下降，加剧了这个问题。美国的平均寿命有没有可能降到和俄罗斯一样？脂肪的过量摄入以及缺乏锻炼会不会迎头赶上俄罗斯的伏特加？倒也没有必要对美国的未来太悲观。我们唯一可以肯定的是，仅靠一代人之力，平均寿命就可能大起大落。

继续唠叨：
长寿与遗传学

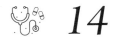

On and On:
Longevity and Genetics

　　美国的婴儿潮一代逐渐步入老年。头发渐渐斑驳，皱纹也悄悄在眼角浮现。抗衰老药剂和健康书籍的销量达到历史新高。这些人望眼欲穿，他们也有充足的资金和政治资本来影响国家资助的医学研究。所以无论多么徒劳无功，全美各大实验室仍然在积极寻找长寿基因。

　　那么这样的基因是否真的存在？没有人知道。不可否认，百岁老人中，有一些有 90 多岁的兄弟姐妹，但是也有不少没有。所以寿命与遗传的关系即使存在，也藏得相当隐秘。不少科学家认为，可能有一小部分基因能够调控人体衰老速度。不过学界对此争议很大，但是所谓的"老得慢"是指那些 80 岁还看起来状态不错，90 岁还能够去跑个马拉松，100 岁还能打打高尔夫的人。理论认为这组长寿基因可能位于四号染色体上。显然遗传与寿命有关：有些人拥有更出色的基因保护，可以对抗癌症和心脏病。那么这样的人，长寿的概率也的确更大。

　　不过你要是没长寿基因也不必忧心忡忡。一些老年问题专家，如伦纳德·海弗利克（Leonard Hayflick）等认为，长寿是可以后天培养的，而不是天生的。换言之，对于大多数人来说，相比基因，坚持运动和健康饮食，会是你走在长寿征途上更可靠的依仗。海弗利克认为基因与衰老的进程没有直接的关系。人类在成年后不会以相同的速度衰老。与此相反，幼年到性成熟的速度却几乎相同，大家都在差不多的年纪进入青春期和达到各种认知指标。基因似乎对我们 25 岁前的发育至关重要，但未必进一步为衰老提供了指引。此外，海弗利克认为，在选择进化上，调控衰老的基因并不具有优势，无法代代相传。基因只对传宗接代兴致勃勃，还有照拂幼子。与让人 30 岁后还能保持生育能力的基因相比，长命百岁基因并无任何优势，所以抗衰老的基因很难在漫长的进化过程中存留下来。

哈佛医学院的托马斯·珀尔斯，是新英格兰地区百岁老人研究的领路人，他正在积极寻找长寿基因。1997 年，珀尔斯开始对百岁老人及其同胞展开研究，他在世界各地招募了很多百岁老人及其耄耋之年的兄弟姐妹，希望能找到遗传相似性。他的研究基于丹麦著名的双生子研究。丹麦双生子研究表明，寿命只有 30% 是由遗传因素决定的。不过，丹麦的研究只涵盖了 80 岁的年龄段。珀尔斯正在研究更年长的人群，90 ～ 100 岁。他认为通过研究这些非常长寿的"超级明星"，即长寿界的"迈克尔·乔丹"，人类可能有机会解开寿命的遗传密码。2001 年 8 月，珀尔斯宣布此项研究有了重大进展。然后他和他的同事们就成立了名为 Centagenetix 的公司。该公司专注于开发长寿基因并以让人人都有百岁寿星抗疾病的能力为己任。从雄心勃勃的名称来看，公司一定会鹏程万里。

如果要弄清延缓衰老的具体基因机制——不光指对抗癌症和心脏病等疾病，而是真正让人类超越寿命极限——就得弄明白细胞能分裂最多多少次。1950 年左右，海弗利克还是费城威斯塔（Wistar）研究所一名新鲜、热辣、刚上岗的研究员，他注意到细胞在培养皿里，只能分裂有限的次

这才是医学

数，然后整个培养皿里的细胞就会全军覆没。他发现人类细胞在培养皿中只能固定分裂约 50 次，然后速度就会放缓，最终会完全停止分裂。现在这个分裂最大次数被称作海弗利克极限。小鼠细胞的极限约为 30，而小鼠的寿命也就区区数年。人类细胞的海弗利克极限约 70，而人类最长纪录寿命是 122 年。到底是什么决定了细胞的分裂次数？研究显示，是我们所有染色体末端被称为端粒的区域。当细胞分裂时，染色体被复制，新形成的染色体末端仍含有端粒区段，只是稍微短点儿。随着细胞的再次分裂，端粒越变越短。周而复始数十次后，端粒帽就几乎消失。与此同时，细胞分裂减缓，最终停止分裂，迈向凋亡。部分科学家认为，那些长寿老人很有可能拥有一个特殊的基因帮助重建端粒。不过此理论争议仍然很大。但现在医生唯一可以确定的是，无论吃什么或做什么，都不可能增加我们的海弗利克极限。即使可以，也没有任何证据显示延长单个细胞的寿命就一定意味着人的整体寿命会延长。

珀尔斯等学者发现，长寿老人另一个自古以来就非常明显的共同特征，不是其基因组成或端粒长短，而是他们的生活态度。百岁老人对生活心存热情。几乎所有人都过得很活泼，有些人就干脆没退休寄情于工作，有些人热衷做家务，还有些人周游世界。几乎所有人都从年轻时就秉持着健康的生活态度，控制饮食，把锻炼融入日常生活的方方面面：步行或骑自行车上班，走楼梯，常做手工以及勤用脑，而不是依赖现代电器设备。在百岁老人中，几乎看不到肥胖者的身影。是的，似乎有小部分特别强悍的人：烟照抽，酒照喝，也轻轻松松长命百岁（实际上烟草巨头曾试图聘请一位 105 岁的丹麦烟民，来为自己做背书，但被老人拒绝了。万一事成，我简直不敢想象其标语："烟草：并不是每个人的克星！"）。心态很有可能是真正的青春之泉。这里不是指心灵鸡汤或单纯的心情愉悦，而是指长寿老人，终其一生孜孜不倦做出的无意识，但又很审慎的健康选择。他们认为保持健康活跃是再自然不过的事，所以他们自动自发地，坚持着他们健康活跃的生活。

悄然来袭的疾病

Enough to Make You Sick

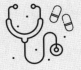

阅读养生保健书籍须谨慎，一个印刷错误就可能让你一命呜呼。

——马克·吐温（1835—1910）

历经几十万年的蒙昧无知，人类终于在 19 世纪末期开始对大多数疾病的成因有所了解。总的来说，我们还是知之甚少，但已经进步卓著。我们知道大多数传染病的根本原因是病毒和细菌。神秘的朊病毒是一种新发现的准生命形式，可以引发疯牛病和其他脑部疾病。辐射以及某些化学物质会引起人体基因突变或基因修饰，从而导致身体做出愚蠢的选择，例如制造癌细胞。这些进步都发生在微生物学建立后的 100 年内，可谓是硕果累累。尽管如此，还是存在很多无法被正确诊断、病因不清、治疗方案不明的疾病，让我们难以安枕。

鼠疫归来！
现代社会中的黑死病

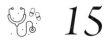

15

The Plague Lives!
The Black Plague in the Modern Age

　　黑死病并没有像中世纪的鲁特琴和蜂蜜酒一样消失在历史的长河中。每年在世界各地确诊的鼠疫多达几千例，美国疾病控制与预防中心（CDC）的数据显示，美国每年平均也出现约 20 例。 瘟疫是三种受到国际世界卫生组织严密监控的疾病之一。一旦爆发，就可能会毫无预警地对成千上万人的生活造成巨大影响。当今社会鼠疫的阴影依然没有远去。我们只是在防止鼠疫扩散，以及在增加存活率上略有心得。得益于抗生素的发明，现在约 85% 患者能够幸免于难。

　　臭名昭著的黑死病最严重的一次爆发，是在 1347—1352 年，当时差不多欧洲每个被感染的患者都暴病而亡。受疾病影响的人口大约有 2500 万，占当地人口的三分之一。贸易商船上的老鼠把病菌传播到意大利港口，然后黑死病在那里登陆，随之肆虐欧洲大陆的各个角落。这并不是瘟疫首次发威，瘟疫很可能自人类社会建立之初就如影随形。譬如在罗马帝国陨落不久之后，就发生过一场大瘟疫，其破坏性与中世纪黑死病相当。事实上，罗马在其光辉的岁月里至少遭受了 10 次重大疫情。

　　淋巴结鼠瘟疫（腺鼠疫）、中世纪大瘟疫、黑瘟疫或黑死病，无论如何称呼，这种令人闻风丧胆的疾病都可以在一周内带走被感染者的性命。其临床表征一般有高烧、精神障碍、淋巴结肿大（又称腹股沟淋巴结炎）等。其淋巴结有压痛感，通常会化脓破溃。黑色瘀斑遍布全身上下，手指和脚趾也会因为供血缺乏产生坏疽组织而变黑。此疾病有三大亚型，每一种影响身体不同部分，但三种亚型的源头都是同一种细菌：耶尔森氏鼠疫菌（Yersinia Pestis）。这种细菌是通过寄生在啮齿动物上的跳蚤传播的，最常见的是老鼠。有史以来，鼠疫菌绝对也是老鼠的梦魇，病菌躲在跳蚤腹部，与跳蚤一起寄生在老鼠身上代代相传。间或，感染的跳蚤也会咬人类或人类豢养的宠物猫或狗。这一般发生在鼠灾成患的人类聚集地，特别是当老鼠大面积死亡时，跳蚤会急忙转投另一种动物宿主的怀抱。

狗似乎并不受这些跳蚤的影响，它们的免疫系统可以打败此病菌。猫和人就没那么幸运了。通常人类有以下几种途径感染鼠疫：被带病菌的跳蚤直接咬伤，处理被感染的动物尸体时（如猎人清理刚猎到的死松鼠或兔子时）被传染，吸入空气中由猫咳嗽产生的带菌的微液滴，或接触了感染者的体液。不过第四种感染途径的概率最小；根据美国疾病控制与预防中心的数据，自 1924 年以来，发达国家还没有发生过一例人传人的鼠疫感染。当然，在大流行期间，人与人之间传播也可能成为疾病传播的重要渠道。

有记载以来，第一次全球范围内鼠疫大爆发，起源于中非，于公元 6 世纪前后，在地中海及其周边地区，带走了数千万人的生命。中世纪的鼠疫，在开始的 5 年时间里，致死率最高，但有些历史学家认为，此次瘟疫的余波可能持续了数百年之久，悄悄屠村而无人知晓。耶尔森氏鼠疫菌悄然奔袭到非洲甚至美洲等未曾被鼠疫侵犯过的处女地。自此，鼠疫菌在当地的跳蚤以及啮齿动物身上扎下了根，并时不时爆发一下，成为现今当地小规模鼠疫疫情的罪魁祸首。

这才是医学

科学家认为，现在鼠疫菌已经在欧洲和澳洲大陆销声匿迹。而在北美，鼠疫菌仍存活在跳蚤中，并随之寄生于啮齿动物——兔子、松鼠和老鼠等身上。其影响范围主要包括环太平洋地区的西北部、北美大草原地区、北至加拿大的英属哥伦比亚省和艾伯塔省。历史上有一次小规模爆发，发生在新墨西哥和亚利桑那两州，北部的美洲原住民保留地上。美国最后一次城市内爆发鼠疫，于1924年发生在洛杉矶。当年33名感染者中，有31人死亡。为了控制传播，政府采用了隔离措施。

现今鼠疫是处于休眠期吗？鼠疫有没有可能从休眠中迅速崛起，再次带走数百万人的生命？事实的确如此，尤其是发展中国家人口稠密的城市，要特别注意。问题在于，鼠疫病程进展很快，患者通常在一周之内就会死亡。鼠疫有特效药，但前提是患者能得到及时有效的治疗。市面上也有预防性疫苗，但其效力尚未得到最终证实。此外，疫苗的大批量生产和分发也可能困难重重。如果发达国家对发生在其他发展中国家的疫情反应缓慢，可能导致数百万人的死亡。最后一场鼠疫大流行爆发于1994年的印度。幸运的是，它只带走了约300人的生命。这场瘟疫始于当地鼠群数量突然增多。1993年印度曾发生过造成约万人死亡的大地震，救灾人员在发放免费救灾食物时，也引来了鼠群聚集，最终导致鼠疫爆发。

从很多方面看，老鼠也是受害者，鼠疫是一种老鼠的病，两名来自剑桥大学的科学家从老鼠的视角重新审视了鼠疫。马修·基林（Matthew Keeling）和克里斯·吉利根（Christ Gilligan）用一个模型尝试解释，为什么瘟疫似乎可以以休眠状态跨越数十年甚或数百年。以伦敦为例：起码超过1万人死于1590年前后的那场瘟疫；随后平静度过了15年，其间几乎没有传来瘟疫带来的死讯；在1605年前后，突然带走了3万多人的生命；接着又平息下来；1625年前后又有3万人因此而亡；然后再次进入安静期，紧接着在 1640 年附近，又造成 1 万人死亡。这种疾病（即病菌）继续滋滋润润地活着，对人类是否奄奄一息充耳不闻。

　　鼠疫菌困扰了老鼠数千年，有时会造成它们大面积死亡。这些小家伙在鼠疫流行期间，可能 95% 以上会丧生。少数幸存者发展出针对这种病菌的免疫力。跳蚤携带鼠疫菌，寄在这些老鼠身上吸血为生，而这些老鼠却能够继续成活。它们交配后产生的很多后代，将对这种疾病具有天然的抵抗力。如果老鼠偶尔丧失了这种免疫力就会死亡，它的跳蚤会选择另一只老鼠寄生。随着时间的流逝，有免疫力的老鼠会越来越少，而鼠疫菌本身也在不断地变异，以便存续。随着越来越多的老鼠死亡，鼠群中疫情将再度爆发，所有那些没有免疫力的老鼠，就又呜呼哀哉了。饿得头昏眼花的跳蚤，因为没有老鼠为其提供足够的食物，就饥不择食地跳到猫、狗和人类身上，并把病菌也带到了人身上。光杀死老鼠是不行的，那只会导致更多的跳蚤更快地

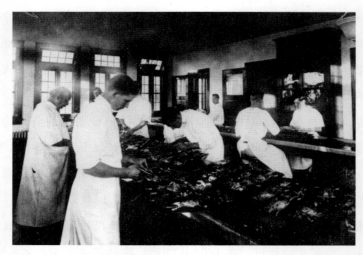

黑死病从未消失。19、20 世纪交替的新奥尔良瘟疫爆发期间，健康工作者正在检查死亡的老鼠（还是不戴手套，徒手！）。图片由国家医学图书馆提供

　　　　　　　　　　　　　　　　　　　　　　　　　　　这才是医学

转移到另一个动物宿主身上。基林和吉利根建议长期维持控制老鼠数量。在人类爆发鼠疫期间，过度猎杀老鼠只会加速疫情蔓延。美国疾病控制与预防中心倡导灭杀跳蚤而不是老鼠，并推荐给猫狗戴上防跳蚤项圈。

意大利作家薄伽丘（Giovanni Boccaccio）经历过中世纪的瘟疫。他曾描述，鼠疫的受害者"中午还在和他们的朋友共进午餐，晚餐就去了天堂拜见祖先"。这从侧面证明了瘟疫发生的速度和严重程度。我们当今的优势是，至少知道了鼠疫的病因及原理。而三次鼠疫大爆发时期的科学家，却对此一无所知——这也可能就是之前鼠疫一旦爆发，便全球流行的原因。对于耶尔森氏菌的深入了解，看起来在很大程度上帮助了人们对鼠疫的管控。世界卫生组织（WHO）仍然在全球范围内严密监控疫情，任何一起鼠疫病例必须在 24 小时内上报，世界卫生组织同时也会严密监控出入疫区的旅行者。

让我们把目光转回美国，在西南地区，鼠疫菌并非处在人迹罕至之地。鼠疫真实存在。它就躲在不远处，伺机而动。你应该担心吗？答案基本否定的。除非你跑到新墨西哥野营，接触了啮齿动物后而病倒，并拖了一个礼拜还坚持不去看医生。那么黑死病是人类历史上最严重的疾病？可能也并不是。鼠疫在最严重的时候，一年致 500 万人死亡，而西班牙流感在 1918 年就夺走了 2500 万人的生命。况且流感大流行的可能性，也远比黑死病要高得多。

冻伤风：
我们为何会感冒

⚕ **16**

Cold Comfort:
How to Catch a Cold

在寒风凛冽的芝加哥得了难愈的感冒？要不要来一剂，那些不幸生活在寒冷绿湾和水牛城的勇士才有的强力感冒药？正是由于这些感冒药广告，人们留下最冷的城市里才有最严重的感冒这一错误印象。似乎在冬天，如果忘了戴帽子围巾出门，你就会难逃感冒和发烧的宿命。又似乎不小心湿了鞋，你就得随时小心肺炎的光顾。这些都是大错特错。喜好温暖的病毒才是造成感冒和肺炎的罪魁祸首，而并非寒冷的暴风雪。

世界上有 200 多种感冒病毒，其中数十种能引发肺炎，每年在全美造成数十亿例感染。不同的病毒攻击不同身体部位，这就是为什么有上下呼吸道感冒之分。病毒是一种比细菌还要小 10 ~ 50 倍、结构简单的微生物，它们的一切，包括衣食住行还有传宗接代，都得偷偷借用动物细胞的资源。通常它们只携有约 10 个基因，一旦侵入人体，进入细胞，它们便会借用细胞中的材料进行自我复制，并利用感冒的症状，伺打喷嚏之机，而继续征服下一个倒霉蛋。

那么，不同感冒之间的共性是什么？冬天里，一般大伙都关着窗户挤在室内。封闭的居住环境，不新鲜的空气：病毒可以轻易在人群之间游

这才是医学

走。更糟糕的是，感冒病毒生命周期在冬季是最活跃的，也更易传播。这就是自然之道。蚊子乐意在夏天蹦跶，感冒病毒则在冬季兴致高昂。如果感冒病毒在夏天更活跃，也许我们会把感冒着凉，称之为"感冒着热"。病毒也很无奈，它们其实并不喜欢寒冷的天气，这就是为什么它们找上我们这些有温暖身体的人。最适宜感冒病毒的温度是 33℃，这就是人类鼻腔的温度。如果感冒病毒不幸被暴露于外，比如门把手或桌面上，在区区数小时内就会全军覆没。

所以，病毒会到处流窜，你几乎防不胜防。因为你不可能大冬天的，一直打开窗户透气，或干脆大伙儿一起到室外待着。也许你淋一场寒冷彻骨的潇潇雨，便觉得自己注定会得感冒。然则未必。如果周围没有病毒，无论你在冷雨中淋多久，都不会得感冒或肺炎。淋雨后的头晕发烧，其实是你的身体试图通过调节体温，来平衡这种有害的低温侵袭。一旦身子热乎起来，发的烧就会迅速退去。流鼻涕的原理也很类似。你身体的免疫系统被冷天激活，开始积极建立防御工事，以应付可能的入侵者。

你也许还会说，你读过《呼啸山庄》，知道乡间生活的残酷。如果不幸被淋湿或受寒，人不是就会得感冒和肺炎吗？我的老天爷，你真是不让人省心。那么好吧，我来跟你掰开揉碎说道一番。

寒冷的天气会让你的免疫系统受损，而免疫系统是身体抵御病毒和细菌入侵的自卫队。当你的身体处于温暖惬意的环境中，免疫系统会制造白细胞等其他免疫细胞，来抵御潜在的入侵者。天寒地冻时，你的身体不得不加班加点地为自己供暖，就无法分神制造出足够的免疫细胞。逐渐回暖时，身体则如释重负暂时放松警惕。在这一过程中，有限的资源被挪用，身体顾此失彼。所以当你受凉，又遇病毒来袭，你的身体可能暂时无法像在温暖舒适的环境中一样，轻轻松松击溃病毒入侵。顺利攻入的病毒有如神助，在你体内繁衍壮大，随之而来的一些症状，就是俗称的"感冒"。重压之下，身体免疫力也会降低。压力的来源可以是睡眠不足、工作辛苦、运动过度、过冷或过热，以及工作或家庭带来的心理压力。当你历经任何这些情况时，你的身体都特别容易感冒。受凉只是其中一种压力。

寒冷天气还会以一种独特的方式影响人体：它会麻痹呼吸道中的纤毛。纤毛是细微的毛状物，负责过滤污染物，并排除外来杂质，如各种病毒。天气寒冷时，病毒可以更容易地入侵肺部，最终辗转进入血液系统（吸烟也会麻痹纤毛，这就是吸烟者更易伤风的原因）。再次值得强调的是，所有这些因素只是推波助澜。如果没有病毒，即使你真的身体欠佳，也绝不会伤风感冒。居住在南极的科考工作人员住得挤、工作累，压力还大，但是他们很少罹患感冒，那就是因为地广人稀，病毒无法有效传播。

至此真相大白。当然，我绝不是鼓励你冰天雪地要风度不要温度。身体失温可以致命，冻疮也可能会让你失去手指或脚趾。当你的体温下降到正常体温37℃以下时，就是失温。你知道那些在橄榄球赛场衣不蔽体的醉汉吗？其中许多人，因为核心部位体温低达32.2℃，而被送去了医院。如果不幸失温超过一个小时，身体就会自动停摆。与此相比，冻疮是比较轻的病症。严重的冻疮会使手指和脚趾变黑，你的指头实际是被冻伤了。这种情况发生时，为了避免病情恶化，截肢是必要的处理。轻微的冻疮也会永久损伤神经，导致手指不能像过去一样灵活。帽子罩着耳朵、手套护住手指、温暖的鞋子为脚趾提供了避风港。这些都是身体最容易生冻疮的部位。

关于伤风感冒的传闻林林总总，其中最出名的要属威廉·亨利·哈里森（William Henry Harrison），于就任总统31天时因感冒而亡。风传在

这才是医学

1841 年 3 月 4 日就职典礼上，哈里森没有戴帽子，结果不幸得了感冒，没能挨过一个月就走上了黄泉路。这传说中有两点谬误，第一点，大家已经知道，人不会因为天气寒冷就得感冒。另外，哈里森也不是在他入职的首日染上感冒的。记录显示，他在上任后的第一个月中，会见了很多人。晚上他习惯去散步，然后顺便逛逛当地的小店。哈里森感冒似乎是事实，但那时是冬天，感冒的人不在少数。直到 3 月 27 日，他才感到发烧不适，于3 月 28 日被诊断患肺炎，并于 1841 年 4 月 4 日在白宫去世。一些历史学家认为哈里森的感冒其实已经痊愈了，肺炎是其后发生的。感冒和肺炎大相径庭，也是由两种不同的病毒引起的。

诚然，在总统就职典礼上，哈里森冒着凄风苦雨骑了马，接着也没有穿戴帽子、手套及外套就连续发表了 90 分钟的演讲——这篇演讲稿虽经由丹尼尔·韦伯斯特（Daniel Webster）润色，不过还是不尽如人意。演讲不穿外套是政治上的一种技巧。68 岁的哈里森想向美国公众证明，他身体像年轻人一样倍儿棒。毕竟，哈里森的政治口号是"蒂珀卡努与泰勒都来了（Tippecanoe and Tyler too）"。在 1811 年的蒂珀卡努战役中，哈里森曾带兵对抗印第安原住民。哈里森所在的党派——辉格党，想把这个弗吉尼亚的富二代贵族，包装成坚毅朴素的开拓者。

但显而易见，受凉并不是造成哈里森感冒或肺炎的原因。白宫和普通人家并无二致，在冬天，室内空气不流通、游人如织，毫无疑问是病毒的温床。哈里森在就职典礼上还和不少人握手致意，感冒病毒可以轻而易举地藏匿在手上。事实上，哈里森还因为手部酸疼，在就职典礼上，不得不中场休息了一回。而哈里森卒于就任后第 31 天，也彻底瓦解了他想努力塑造的坚韧形象。

第三部分　悄然来袭的疾病

鲁莽的细菌战：
所有细菌都是坏蛋吗

The Ill-Advised War on Bacteria:
Are All Bacteria Bad?

可怜的细菌，简直就是单细胞界的罗德尼·丹杰菲尔德（Rodney Dangerfield），多才多艺。它吃的是垃圾，辛苦耕耘，帮人把吞下肚的食物转化成有用的维生素。但它们却没有得到应有的尊重。大多数人对细菌有很大的偏见。仅仅因为少数几种可致病的细菌，就想把我们身边 2000 多种细菌赶尽杀绝。

完全消灭细菌是一种既徒劳又愚蠢的事。细菌可能是地球上的第一种生命形式，也非常可能作为最后的幸存者，在几十亿年后太阳爆炸时，迎接世界末日。细菌几乎无处不在：温泉、火山边、地热硫黄通风口，甚至在冰天雪地的南极洲大陆。随便抓把土，你就会擎一手细菌。细菌是自然界的统治者。已故的斯蒂芬·杰伊·古尔德（Stephen Jay Gould）曾说过，这不是人的时代，也不曾有恐龙时代，我们一直都生活在细菌时代。

细菌就像是一个微小的单细胞植物或动物，一般比你身体中的大多数细胞来得小。血细胞直径约为 5 ~ 8 微米，微米是一毫米的千分之一。细菌直径则一般约为 0.5 ~ 1.5 微米；相比之下，精子就成了巨无霸，其直径足足有 60 微米（病毒最小，是 0.05 微米）。藻类或蓝绿色细菌内含有叶绿素，生存只需要阳光和水。所有其他细菌需要像动物那样吃东西度日。有些靠吃无机材料，如气体。有些则需要有机物质，如植物和动物死的或活的组织。在你的身体内外，也遍布细菌，而且你应该为此感到高兴。人体内细菌的数量远远超过自身细胞的数量，其比例约为十比一。

人类皮肤含有许多种无害细菌。无论你洗多久的热水澡，它们都不会去任何地方。它们基本上，在你出生后不久，就在你身上定居，并在你童年时，它们就建立起邻里关系相当紧密的社区。这些细菌一般与你相安无事，只不过寄居在你所提供的皮肤上，但它们对其他入侵者却下手无情。你身上皮肤有限，所以它们完完全全是为了保护自己的资产。当你的身体已经被无害细菌瓜分干净，那么有害细菌，即俗称的病菌，将很难在你身上获得立足之地。

在体内，整个消化道布满了细菌，从进口到，呃，出口。这些细菌与身体分泌的物质协同工作分解食物，将其转化为有用的维生素和矿物质，并确保肠壁可以吸收，把营养物质输送到血流循环系统。没有这些细菌，我们不能消化食物。事实上，婴儿出生时带菌较少，因此，他们能吃的东西也极其有限。接触细菌，是儿童消化及免疫系统成熟过程中必不可少的一环。其原理很像疫苗。疫苗通过引进失活或活性减弱的病毒到体内，让身体逐渐适应，并产生相应的抗体，从而建立病毒防御系统，细菌也会触发体内抗体的形成。抗体是血液中的一类蛋白，像列兵一样，主动攻击悄悄越过皮肤封锁线的有害细菌。如果身体在幼年时未能和细菌短兵相接，长大后就只能仓促应战。

其实有些医生认为，现今美国哮喘及过敏的发病率逐年上升，和新一代儿童生活在相对无菌的环境中密不可分。孩子在童年时未能接触足够的细菌，无法形成所需的各种抗体。更具体地说，他们不能制造负责产生过敏原抗体的 T1 辅助细胞。粉尘过敏也是同样的道理。塔夫茨（Tufts）医学院和梅奥诊所（Mayo Clinic）的研究显示，在某些情况下，哮喘和过敏，其实就是毫无准备的免疫系统，在粒子入侵时产生的过激反应。

我们什么时候变得如此爱干净？洁癖成为敬虔的象征。我们把它当成座右铭，并一丝不苟地执行。家里金光锃亮不在话下，无菌无污染才是我们的终极目标。肥皂和洗涤剂协会（是的，真的有这个协会）的数据显示，超市里 75% 的液体肥皂和 20% 的固体肥皂含有三氯生这种抗生素，可以斩杀大多数细菌，无论好坏细菌，无差别一刀切。在这疯狂热潮的影响下，抗生素被织入枕头和床单，注入塑料儿童玩具，甚至被挤入牙膏管。

这是否有必要？对 99.9% 的普罗大众来说，答案是否定的。毋庸置疑，有害细菌的确存在。我们不想要这些细菌入侵我们的身体。沙门氏菌（通常在鸡蛋中）、大肠杆菌（在被粪便污染的肉里）和霍乱病菌（在水中）对你的肠道危害不小，甚至致命。但是，值得注意的是，抗菌皂并不能杀死这些细菌，而正确烹饪食物和水处理则可以。感冒或流感可能会让我们丧失工作能力数天甚至数周。但感冒和流感是由病毒引起的，而不是细菌，所以对此，抗菌皂也不起任何作用。细菌会造成喉咙痛、眼球充血和许多种肺炎，但常规的肥皂即可以杀死这些细菌。

那么抗菌皂究竟有用与否？首先，抗菌是所有肥皂的默认功能。肥皂把污垢、病毒和细菌从你的身体表面清洗掉——特别是最近沾上，还没有机会生儿育女、圈地造房的细菌。勤洗手可解万忧。如果你真的想降低被有害细菌（或感冒病毒）感染的概率，可以随时随地，有所"思"就有所"洗"，还有千万记得如厕后洗手。这不是龟毛，而是很明智的做法。当然，我也不是建议你一定要每天洗手 50 次，直到把手搓掉层皮。

抗菌皂也会如一般肥皂那样杀死细菌。但它同时也会留下一层化学薄膜，抑制细菌生长长达一两天（然无人可确定）。听起来似乎是好事一件。但问题是，抗菌皂不能 100% 杀死所有的细菌。抗菌皂若杀死了 90% 的细菌，那么则会剩下 10% 抗三氯生的菌种。这 10% 剩下的细菌会复制繁衍，产生抗三氯生能力更强的后代。很快，三氯生就会彻底失效，细菌也摇身突变，成为"超级细菌"。这些超级细菌在入侵身体之战中，占尽了优势。更糟糕的是，抗菌皂也无差别地杀死了无害细菌。这就像本来拥挤的房地产市场突然开放，放出许多空置领土，然后被耐药菌迅速攻占。厨房台面也是同样的道理，抗菌肥皂会留下化学膜，导致耐药菌繁殖壮大。而酒精和漂白剂在杀死细菌之后，就蒸发无踪。细菌不会发展出对这些化学制品的抵抗力，因此它们是更实用的抗菌剂。

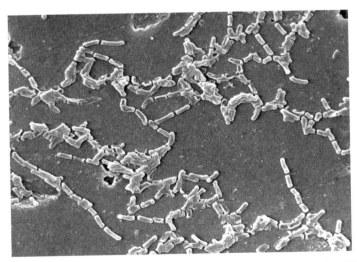

分枝杆菌（*Mycobacterium chelonae*）的扫描电子显微镜照片。是敌是友？大多数细菌是无害的，许多是人类生活所必需的。抗生素杀死所有细菌，应谨慎使用。感谢美国疾病控制与预防中心 / Janice Carr

科学家非常担心抗菌皂的泛滥，以至于他们竞相奔走，呼吁美国国会颁布禁售令。但爱干净不应该被责备。良好的卫生习惯，其中包括勤洗手，注意饮食卫生，坚持使用洁净的水，对病人采取隔离措施——比任何药物或手术技术，都更加有效地增加了人的平均寿命。在过去的100年中，美国人的平均寿命从47岁增至72岁，良好的卫生习惯，功不可没。直到19世纪中期，人们对微生物还知之甚少，而导致了死亡率高居不下。医生会赤手空拳、毫无保护措施地就开始做手术，常常前脚刚解剖完尸体，后脚就去接生婴儿，中间也不洗手。詹姆斯总统在遭遇暗杀后，如果不是医生不戴手套，赤手检查枪口创伤，从而引发细菌感染，说不定还能存活下来。

约瑟夫·李施德林（即著名的 Listerine 品牌）是最初发表关于细菌理论和防腐技术研究的人之一。19世纪70年代到19世纪末，李施德林的研究成果在很大程度上被忽视，甚至遭受到公开嘲笑。跨过世纪之后，也就是20世纪初，宣传保持卫生重要性的运动才登上历史舞台。各大城市的人们发现，给人提供清洁新鲜的水，并且将水煮沸后再使用，可以防止霍乱的爆发，因为霍乱滋生在破旧的下水道里。而这种下水道遍布在大城市（比如纽约、芝加哥）的后巷里。垃圾收集和处理，也是清除白喉和猩红热的可靠方法，这两种疾病都是由垃圾中滋生的细菌造成的。更好的污水和垃圾处理可以消灭蚊蝇，它们腿上的吸盘可以轻松把粪便和垃圾中的细菌转移到餐桌和食物上。

今天，许多美国人显然对食物里可能出现的粪便残渣安之若素，他们却执着于抗菌皂。在美国，大多数细菌感染是食物中毒引起的：沙门氏菌、李斯特菌和大肠杆菌等。大型食品加工厂中细菌丛生。"集中量产"的模式是近100年才兴起的，大多数以这种方式生产的肉包，无法有效去除粪便等杂质，而导致细菌滋生。我们显然也不能在入口食物中添加三氯生。我们唯一能做的不过是，希望厂家能遵循食品安全实践守则。另外就是，我们可以用实际行动，多多鼓励地方中小型食品加工厂。不能只让肉业巨头，用每小时就能产出数以吨计的廉价成品肉垄断市场。许多健康专家建议，用辐射消毒食物，用低能量射线杀死细菌。但你知道有多少美国人闻"辐"色变吗（见第18章）？专家们委婉地称其为"冷巴氏消毒"。这个过程，使屠宰场出品有质量保证，但食物在从屠宰场到你厨房的漫长旅程中，也难免不受到污染。要不考虑推广一下家用版辐射仪？

最大规模的抗生素滥用，发生在畜牧业。牛、猪和鸡的畜养环境拥挤，生存压力高，为了预防传染病的猖獗，饲养的动物被注射了无数的抗生素。约80%的抗生素应用于饲牧业，这种情况极有可能导致细菌产生耐药性的问题。较小的农场不会同时畜养如此多的动物，而其牧群也不会如此拥挤，所以对抗生素的需求不大。另一方面，医疗系统也是滥用抗生素的大户，医生随意给病人开含抗生素的药物，但是实际上很多病人并无此需要。感冒和感染流感是病毒感染，抗生素是无效的，它的作用纯粹是安慰剂。2001年底的炭疽恐慌，导致许多美国人囤积一种名叫环丙沙星的抗生素，因为此产品在抗炭疽感染方面卓有成效。成千上万的人，都曾为以防万一服用过环丙沙星，哪怕他们从未接触过炭疽杆菌。也有更多的人囤积环丙沙星。令人细思极恐的是，其中会不会有一部分人，仅仅因为感冒，就自说自话地开始吃环丙沙星？

大多数引发尿路感染等病的致命细菌是耐氟喹诺酮类抗生素的，包括环丙沙星。专家也承认，美国也可能会发生这种情况。没有环丙沙星和其他抗生素的帮助，我们将像一夜回到百年前那样无助。哪怕就是现在，像结核病等其他原先可以被治愈的传染病，也开始对大多数抗生素产生抗药性。塔夫茨医学院的斯图尔特·利维（Stuart Levy）是审慎使用抗生素联盟的主席，他在其 2002 年出版的书中阐述了有关滥用抗生素的悖论。抗生素有强效但也有毒副作用。无论新闻中的传染病有多么令人恐惧，你都不能把抗生素当成维生素等保健品大把吞服。

辐射误区：
辐射的好与坏

Radiating Misperception:
Radiation, Pro and Con

你有没有听说过一种叫核磁共振的医疗仪器？也许没有。那磁共振成像，又或 MRI 听过吧？ MRI 的专长是对软组织进行成像，比如大脑等器官，可以用来诊断肿瘤以及其他异常。本质上，这些机器是利用磁场和低能量的脉冲无线电波辐射，来激活我们体内水分子及脂肪上的氢原子，从而得到清晰的体内器官成像。你肯定看到过这些高科技仪器，宛若来自未来——患者平躺着，被缓缓送进庞大白色仪器的中央。

磁共振成像最初被称为核磁共振。但市场研究很快就发现，由于大众对"核"这一字心存恐惧，在这种新的救命仪器前犹豫不决。因为一字之差，数十亿美元潜在市场可能成为镜花水月，核磁共振行业迅速调整，摒弃了名称中"核"一字。而人们对名称中的"磁"字接受良好，大家的冰箱上就粘着带磁铁的冰箱贴。但一看到"核"字就会通感到"辐射"，而辐射对大多数人来说意味着"癌症"和"死亡"。

这不是开玩笑。很多人一听到辐射就被吓呆了，还没来得及去弄明白，其实大多数形式的辐射，是安全的。雷达塔可以预警飓风来袭和检测天气变化，但往往因为当地民众对辐射的担心，不是被拆，就是计划被搁浅。民众显然觉得，和时速上百千米，一言不合就砸橱窗、卷碎片的飓风相比，虚无缥缈的辐射更可怕。其实这种所谓的辐射，比日常的自然光照要低几个数量级。手机行业最近也因为辐射问题风起云涌。人们成天都在说手机辐射一定有害健康，会让人长脑瘤。

早在 20 世纪六七十年代，人们担心的是微波炉。微波炉行业以蜗牛的速度龟速崛起，初始客户只有餐厅。广大市民也不愿意用带着辐射的微波炉烹煮自己的食物，完全没弄明白，人类烹饪食物和辐射就一直焦不离孟。只不过以前，从远古营地的篝火算起，大家都用的是另一种形式的辐射——火。辐射归根到底，就是以波的形式（如炉灶上的红外线）或以次原子粒子的形式传播能量。

电磁波辐射，包括无线电波、微波、红外线、可见光、紫外线、X 射线和 γ 射线。其波谱中的一些频段，像是雇了一个很好的公关团队。例如，没有人会认为无线电波是有害的，除了那些放送最火 40 金曲榜单广播节目的电波。听太多绝对可以达到震耳欲"聋"的效果。红外线听起来是无可争议的酷炫，为狙击手和间谍不可或缺的伙伴。红外护目镜可以帮助他们在夜间视物，因为无论开灯与否，所有散发热量的物体（人类、建筑物）都会发散红外辐射。可见光则是彩虹的摇篮，你不可能把可见光辐射也给消灭掉。高能量辐射——紫外线、X 射线和那些名字里带着希腊字母的射线，如伽马、阿尔法和贝塔等，它们才是真正的麻烦精。这点以后详述。

微波是一种低能辐射的形式，通过振动食物中的水分子，为食物加热。这是一种效率很高的烹饪方法，因为热量会集中释放在食物内部。而传统炉灶上，无论用火还是电，都是利用红外辐射，将能量传递到锅内，而其中很大一部分热量会被传递到食物的外面。两种方式最终的结果相差

这才是医学

不大，都是依靠辐射产生热量，热量会破坏食物中的化学键，这一过程我们统称为烹饪。微波炉只是效率高，而速度更快。

纽约客调查记者保罗·布罗德（Paul Brodeur），为 1970 年左右的微波恐慌添了砖加过瓦。他写了一堆的文章，还出版过一本书。这本书有个哗众取宠的名字——《美国之"叮"》（*The Zapping of America*）。在书中，他摆出了一堆惊悚的统计数据，如自"二战"以来，自微波、雷达和电视的电磁辐射已经暴增 1 亿倍。听上去很可怕，也可能的确不假，但其实这个数量从绝对值来看还是很小的，远低于自然日光辐射，甚至低于我们自己身体发散的辐射。无数医学研究证明微波炉不会引起癌症。今天大多数人使用微波炉并没有心理负担。人们常开玩笑地把微波热食物比喻成"核弹攻击"（nuke）。也许是在一次次的玩笑中，人们对微波炉的恐惧，已经被蒸发殆尽。毕竟也没有听说过，有任何人因为微波炉而得病。

接下来的恐慌，大约发生在 1979 年，来自电缆电力线。电缆是用来传输电磁波，即电磁辐射（EMF）的。一些科罗拉多州丹佛市的小孩得了白血病。一名流行病学家走访了该地区，在探查潜在环境污染物时，注意到很多病患家庭被电力线环绕。难道电缆就是造成白血病，即血癌的元凶？答案不清楚。这当然是值得调查的，所以在接下来的 18 年内，他们展开了详细的调查。最终答案是否定的。但显然，邪恶而庞大的电力公司欺凌无辜可怜患病儿童，话题性十足，是很好的电视新闻素材。保罗·布罗德，也就是纽约客微波炉男，领命接棒又发表了一篇杂志文章，并撰写了另一本书《死亡的洪流》（*Currents of Death*），是他"反微波"杰作之后的又一"力作"。

电力线散发的辐射能量很低（甚至比微波还要低），且和白血病并没有直接联系。没有证据显示这种类型的辐射会损害 DNA，而 DNA 受损才是癌症的根本原因。在其他地方，也有数百万人住在电力线附近，丹佛市的孩子得白血病的概率，并不比这些地方高。不过，一些激进分子纷纷指责电力公司和美国能源部，认为解释就是掩饰。他们认为电力线不是致命辐射的唯一来源，一切散发辐射的电器，如电热毯、电视、电话、照明等都是可疑的，认为电力行业出于本位主义，无耻地撒谎并否认电力传输有害健康。令人不解的是，EMF的反对者难道是希望大家都放弃用电，彻底回归油灯时代吗？（曾几何时，鲸油是油灯的主要能量来源，于是乎，鲸鱼几乎被灭了种。）

公众陷入恐慌……至少好莱坞是这样演的。埃迪·墨菲（Eddie Murphy）1992年的影片《杰出的绅士》（*The Distinguished Gentleman*）说的是，一个骗子伪装成环保主义者混进国会，最后在与电力公司的博弈中得到了救赎。电影里，电力公司把电缆架设在操场附近，导致一个小男孩得了癌症。美国国家科学院（NAS）和美国国立卫生研究院（NIH）决定把电力线辐射之流言一劳永逸地解决。1996年，一个闷骚但绝顶聪明的学院组织——现代科学的谁是谁非（Who's Who of modern science）——在经过详尽的三年审查后得出结论，电力线和各癌症之间没有任何联系。1997年，NIH发表了历时7年，耗费巨资才完成的详尽研究，其结果也表明，电力线和癌症之间没有关联。1999年，加拿大人的研究也得出相同结果，这才盖棺定论。据白宫科技政策办公室说，对电力线的恐慌造成了至少250亿美元的损失。好好利用那笔钱，也许人类登上火星就不再是梦想，又或可以投资在与此有着实际效果的事情上，比如帮助科学家攻克白血病。罗伯特·帕克（Robert Park）在他2000年出版的著作《巫术科学》（*Voodoo Science*）里对此做了很好的阐述。

为何人们会对辐射如此忧心忡忡？似乎很多人将所有辐射都等同于那

种最危险的电离辐射。电离辐射是高能辐射，可以从原子中分离电子。我们的身体无时无刻不在被辐射洗礼。虽然手电筒的光（可见光）无法透射你的胸部，但是无线电波或微波就能轻松通过。电离辐射也能穿透你的身体，而与此同时，它可以损害你细胞中的分子。随其前进的步伐，把 DNA 分子上的电子分离出来。紫外线是电离辐射的一种，过量照射就会导致皮肤癌。X 射线和伽马射线也是电离辐射，过量进行 X 光检测可能导致癌症。幸运的是，最危险的电离辐射产生于宇宙深处，它们中的大部分，被地球上的大气层所阻碍，无法到达地球表面（但是如果臭氧层中有空洞，则会导致更多的紫外线穿透大气层）。

无线电波、微波、红外和可见光，不管量有多少，都不能撼动任何电子而导致细胞损伤。这是量子物理学中的基本原理。只有具有特定能量的光子才可以撼动电子，而这些特定的光子，只有在比紫外光频率高的谱段中，才可能出现。如果将光子比作棒球，电子比作街对面的房子里的窗户。你即使重复扔 100 万次，无线电波也无法积攒足够的能量跨越街道，打破窗户。而紫外线、X 射线，以及伽马射线的光子，则具有足够的能量穿越街道，使你被窗子后面的老人追得落荒而逃。

我们日常遇到的电离辐射，其中超过 80% 来自自然界：宇宙射线，这是来源于宇宙深处的高能粒子；以及放射性气体产生的 α 和 β 粒子，即氡气。电离辐射其实很难避免。例如，氡气造成的辐射占自然界的电离辐射的十分之七。这个东西来自于土壤中铀的衰变。氡气可以散发到空气中，或通过渗透，从地板上的缝隙进入地下室。如果氡气被困在建筑物中无法发散，就会变得有害健康。国际航班上，我们也会得到小剂量宇宙射线的照射，因为国际航班的飞机一般在 7500 米以上的高度航行。

医疗 X 射线则"包圆"了我们所承受的其他电离辐射。我们为电离辐射愁肠百结，但几乎其中 80% 是不可避免的。显然，我们并不欢迎任何额外的电离辐射。铀矿矿工在无保护的情况下从事着挖掘工作，饱受各种癌症的威胁。早些年，矿厂并没有给那些因为辐射而健康恶化或死亡的矿工及矿工家属提供任何补偿金。另外，"二战"期间美国在南太平洋投射了几枚核弹，为太平洋岛民带了无数的从未听闻的疾病，甚至死亡。氡气在美国每年引发数千例肺癌，数千虽然不多，但也绝非一个微不足道的数字。除了这些极端情况，大多数人通常无须为电离辐射而太担心。

然而，核能带来的电离辐射应该值得人们警惕。核能问题在于其燃烧产物，即"核废料"是放射性的，而且缺乏合适的地方存放。一些团体声称核能是没有冒烟的烟囱，所以是干净无污染的。如果以此标准来看的

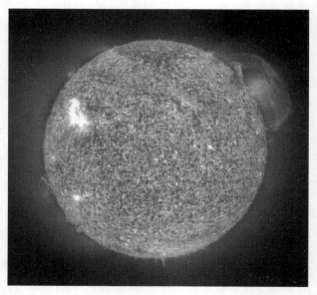

只有某些类型的辐射才是有害的。太阳的辐射叫作光，是生命的源泉，它的辐射比人们成天担心的手机辐射高上百万倍。感谢美国国家航空航天局 / 太阳能和日光气象台

这才是医学

话，如果我们把煤灰从烟囱里收集起来，并储存在桶里，煤也算清洁能源。这其实就是核电厂正在做的，它们收集核废料。据保守估计，那些装在桶里的核废料还具有放射性，其放射性存续时间可达 500 年之久，而且它的危险性是致命的。有人甚至认为这个数字长达 1 万年。无论如何，没有地方可以把东西安全存放 500 年。就算强大的帝国也会毁灭，比如说罗马，你再看看苏联。美国计划把全部核废料藏在内华达州的尤卡山深处。可是如果万一美国崩溃，又有谁能来监管核废料？想象一下，如果美国原住民 500 年前，在阿巴拉契亚山脉里埋上此毒物，会对今天美国人的健康产生什么样的影响？现今几乎还没人遭受到核辐射。只要不出事故，核能比煤更安全，煤的开采和焚烧每年造成数万人死亡。但核危险的潜力巨大，所以对核能的恐惧不能算是空穴来风。

　　而手机辐射完全不一样，对其恐惧则完全没有道理。手机的辐射，无非是无线电波。没有人会因为看到青少年或慢跑者戴着耳机就瞠目结舌。这和手机完全是同一种辐射，只是频率有些微差别。对手机的惧怕，估计可能还会持续几年。手机开始逐渐普及，也没有人因为手机而生病。当初恐微波炉的风波就是这样慢慢平息的。新英格兰医学杂志（*The New England Journal of Medicine*）和美国医学会杂志（*Journal of the American Medical Society*）几乎同时于 2000 年 12 月发表报道证明，使用手机并没有增加人们罹患脑肿瘤的风险。还有一项在欧洲开展的大型研究项目，对更多人进行了更长时间的跟踪调查，其结果于 2002 年底发表，暗示了同样的结果。本来美国计划开展一项超大规模的研究，想要获得全国范围内所有手机用户的信息（通过查看后台用户数据），并审视其与脑瘤案例的关系。这项研究本可以结束手机安全大讨论，但是有人反对这项研究，并对这项研究提起诉讼，认为这项研究是对隐私的践踏。这种事嘛，美国特色。

与鲨共泳：
鲨鱼和癌症

Swimming with Sharks:
Sharks and Cancer

哪怕像鲨鱼这种生物从未吸过烟，也会患癌症。你也许奇怪我为什么要告诉你这件事。有些人认为，鲨鱼天生拥有庞大的软骨组织，而"据说"鲨鱼因此对癌症"免疫"。于是乎，数以百万美元计的产业链，围绕着鲨鱼软骨这一"神奇"的作用蓬勃发展。他们把鲨鱼软骨包装成小药丸作为抗癌的替代疗法上市宣传。而讽刺的是，鲨鱼不光会得癌症，其中一些还会得软骨癌。

就当鲨鱼认为现在海面安全，是畅游的良辰吉时……（此处响起恐怖背景音乐）……远处鲨鱼猎手悄然游来。这恐怖片其实就是鲨鱼日常生活的真实写照。威廉·莱恩（William Lane）写的《鲨鱼不得癌症》（*Sharks Don't Get Cancer*）于1992年正式出版，然后经过《60分钟》这一著名电视新闻节目的大力宣传，其声望于1993年达到顶峰，自此，鲨鱼境况堪忧。诚然，由于电影《大白鲨》（*Jaws*）的刻画，鲨鱼作为一种可以食人的动物，一直不太受广大人民群众待见。几百年前，在亚洲局部地区就有渔民专门猎杀鲨鱼，取其鳍而弃之身，用来做鱼翅。现今，在许多鲨鱼种类已经濒危或是快要濒危，一些健康大师又开始为了其软骨而猎杀它们。

这才是医学

讽刺的是，这些人一边反对用犀牛角磨粉做春药，抗议跨国公司对热带雨林大肆掠夺，一边对食用鲨鱼软骨这一现象熟视无睹。你去柜台瞧瞧，鲨鱼软骨保健品大大咧咧放在架上，可能就在维生素 C 边上。

软骨其实就是一种垫在鸟类和哺乳类动物关节之间的软组织，位于两块骨头交界处，一般起缓冲作用。迥异于其他鱼类，鲨鱼及其近亲鳐鱼和魟鱼浑身上下没有骨头，骨架构成主要依赖软骨。而软骨并不含任何抗癌成分。从单位重量来算，鲨鱼的软骨含量比一般人类畜养的动物（比如牛、鸡等）要高。这一事实导致鲨鱼成为食用软骨的重要来源。但并没有证据显示，吃下去的软骨胶囊能通过胃酸以及肠胃的重重阻碍，排除万难到达癌症患处，发挥其神妙。鲨鱼软骨中有效成分的尺寸过大，无法通过血液循环吸收。所以这些成分其实就是到此一游然后穿肠而过。事实上，美国联邦贸易委员会曾对鲨鱼软骨生产商［比如美国的莱恩实验室（Lane labs）］提出过诉讼，指责他们宣传的软骨抗癌作用并无有效证据支持（你猜对了，那个写书的家伙正好也在卖软骨胶囊。这也是"坏"医学常用的生意手段）。

为了弄清楚软骨是否能在时机恰逢之际起到哪怕一点点的抗癌作用，美国国立卫生研究院（NIH）出资赞助了一项有关鲨鱼软骨的大型健康研究。由于联邦贸易委员的诉讼压力，鲨鱼产业巨头也为这项研究提供了部分资金。大多数研究成果显示，鲨鱼没有抗癌疗效。美国国家癌症研究所和美国癌症协会也并不向患者推荐鲨鱼软骨。诚然，还是有人会坚持软骨有抗癌奇效，但基本说不出实际数据支撑其观点。亦诚然，也的确有癌症病患服用鲨鱼软骨后奇迹般康复。但是这花花世界无奇不有，癌症本来就有可能不药而愈。比方说，你在吹口琴时恰巧癌症自愈，那难不成口琴也能抗癌？这就是每个抗癌神药宣传背后所盗用的基本逻辑。

那么，这一切是如何开始的呢？几十年前，一些医生发觉牛的软骨组织能抑制癌细胞生长，原理是软骨能抑制血管再生。在通常情况下，这并不是一件好事。因为通常新生血管可以帮助伤口修复，并帮助女性孕育胎儿。但是癌症细胞为了自身繁殖，同样对新生血管有着渴求。软骨通过抑制血管再生，剥夺了癌症细胞对水、氧气还有其他营养物质的获取途径。于是乎，《鲨鱼不得癌症》将这个理论收入囊中。在此书中，作者承认鲨鱼有时候也会得癌症，但他坚持说概率很低。也许此书更名为《鲨鱼有时也会患癌症》更名副其实，但显然此书名缺少吸引眼球的噱头。当时学界对威廉·莱恩的这本书，包括书名还有内容，都提出了强烈的质疑。

莱恩先生的理论认为，鲨鱼浑身上下充满软骨，那么鲨鱼与生俱来有抗癌优势。这也是鲨鱼得癌症的概率小于人类的原因。这个逻辑存在两大漏洞。首先，软骨抑制血管再生不光能抗癌，也能阻碍伤口愈合等一系列与血管再生相关的有益之事。其次，就是鲨鱼也的确会患癌症，甚至还会患软骨癌。鲨鱼中癌症发病率也许远远超过我们一般以为的，具体数据很难说，因为鲨鱼毕竟不会定期去医院年检。所以并没有人知道鲨鱼真正的患癌概率。在采访中，莱恩先生随口虚指了一个百万分之一的概率，而他在书中其实也明确提到过史密森学会（Smithsonian）的一项数据记录。史密森学会是一个著名的博物馆，致力于保存并研究各种生物的尸体。在其跟踪记录的 7500 只鲨鱼中，有 30 只得了肿瘤。这样算起来，30 除以7500，大约每 250 只鲨鱼就有一只会得癌症。这数据也的确比人得癌的概率要低不少，人的漫漫一生中患癌的概率是四分之一。但是这样比较有失公允。人类癌症病发率随年龄、环境、生活方式、经济状况变化，会产生很大的不同。美国 1998 年的数据显示，所有种类的癌症加起来，每 100万人口里有 400 人罹患癌症，即癌症发病率是 0.04%。也许当鲨鱼侥幸躲过饥饿的侵袭，逃脱猎人的捕杀，最终脱离早夭的宿命而延年益寿时，估计也会有更大的概率罹患癌症。

退一万步说，即使鲨鱼比咱们有更低的癌症发病率，也无法证明这背后的原因是软骨的抗癌功效。鲨鱼的独特之处是没有骨头。骨头中的骨髓能产生红细胞，以及其他举足轻重的免疫细胞。这些细胞在骨髓中孕育成熟后，被释放到血液循环中。这个过程需要一点儿时间。鲨鱼的免疫细胞产生在脾脏、胸腺、性腺，以及食道的相关组织中。研究显示，其免疫细胞是在血液中得以成熟。打个比方，这些免疫细胞就像士兵一样保卫身体康健。当病菌或疾病来袭时，其他动物屯兵于骨头铸成的坚固碉堡中，而鲨鱼的士兵则时刻准备着，在体内到处巡逻，积极抓捕可疑分子。这也许才是鲨鱼比其他哺乳动物更健康的原因，我们其实对真相还知之甚少。

《鲨鱼不得癌症》一书中还谎称，鲨鱼是一种古老的生物，历经4亿年时间的洗礼，保存完好活到今天，是"终极的生物机器"，而且"并不需要休息和睡眠"。而实际上，鲨鱼也需要睡眠。研究人员在解开所谓鲨鱼抗癌的秘密时，也发现了鲨鱼采用一种与众不同的睡眠方式。仅仅因为我们一开始没有观察到一样东西，并不意味着它不存在。说到古老，那么蟑螂也不遑多让。蟑螂虽然没有软骨，但富含蛋白质。根据这一逻辑，辣炒蟑螂绝对可以成为招牌菜。

莱恩先生再接再厉，又出版了一本续集《鲨鱼仍旧不得癌症》(*Sharks Still Don't Get Cancer*)。受到其狂妄自大的刺激，学界对莱恩先生的观点发出了强烈抨击。这回，《60分钟》退却了，没有展开对这本新书的宣传。而早在1993年，节目组曾追随莱恩先生去了古巴。在那里，他们声称，有癌症晚期患者在服用鲨鱼软骨几周后，觉得身体有所好转。《鲨鱼不得癌症》一书曾多次引用这次古巴的"研究"，还有一次墨西哥的"研究"。显而易见的是,"有所好转"和"完全康复"相去甚远。随后,美国国家癌症研究所也审核了这次研究成果,他们认为这次研究并不完善,也没有实际价值。(诚然,在发展中国家也有出色的健康医学研究,但是你难免会疑惑,为什么这项软骨研究不能在更完善的研究环境中展开呢,为什么要选在古巴?)

　　癌症专家其实对鲨鱼的命运还有其软骨带来的经济利益并不关心,他们真正担心的是癌症迅速扩散。如果癌症被诊断时尚在早期,还是有可能有药可医或是通过手术摘除的。可是如果病人被洗脑,决定不遵医嘱做手术、吃药或是放疗,而选择吃鲨鱼软骨来治病,那么他们就是在拿自己的生命开玩笑。治疗癌症的手段多种多样,有些效用大点儿,有些效用则不那么显著。而有些则纯粹是安慰剂,比如 20 世纪 70 年代流行的杏仁核还

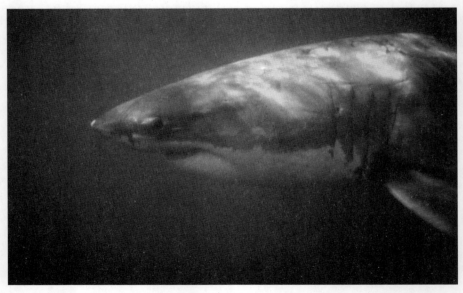

鲨鱼软骨可以治愈癌症吗?当心那些对你如是说的骗子。图片由美国国家海洋和大气管理局提供

　　　　　　　　　　　　　　　　　　　　　　　　　　　　这才是医学

有苦杏仁素。这些安慰剂除了能给病人带来虚假的希望，就只剩让病人千里奔袭墨西哥蒂华纳求医问药，钱包大出血的功效了。

在联邦贸易委员会的敦促下，至少在美国，现已立法禁止把"抗癌功效"印在鲨鱼软骨产品的包装上。但实际生活中，鲨鱼软骨经常被宣传为万能的灵丹妙药。"鲨鱼软骨是癌症克星"这一口号在民间广为流传。《鲨鱼不得癌症》一书，在此居功甚伟，这简直是口耳相传病毒式营销的经典案例。就算鲨鱼软骨在某种特定情况下对癌症有作用，这一切都需要更多严谨的实验来证明。我们对 NIH 新的研究结果拭目以待。毕竟任何治疗方案都好过那该死的化疗——当然前提是真正有效。

说到这里，不得不提另一种动物——北极熊。北极熊似乎不会得结肠癌，它们依赖高脂肪低纤维素的饮食生存。人如果跟着北极熊有样学样的话，就会吹灯拔蜡，然而北极熊却安然无恙不患癌症。这其中的奥秘就是一种特殊的酸性物质——熊去氧胆酸。人类胆汁中熊去氧胆酸的含量非常低，而北极熊的胆汁中含有高浓度熊去氧胆酸，可以有效帮助北极熊抵抗结肠癌的侵袭。科学家正对此展开积极的研究，幸运的是，这些研究并不需要任何北极熊付出生命的代价。那么问题来了，科学家是如何对北极熊进行结肠癌筛查的呢？只能说小心驶得万年船。

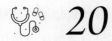

突变误解：
你的基因与你未来健康的关系

Mutating Misconceptions:
What Your Genes Say about Your Future Health

这题目让你感觉不安了？但倘若你的母亲或父亲，死于肝癌，不意味着你也会。很少基因能凭一己之力，让人百分之百致病。通常，基因至多会导致你对某种疾病更加不耐受，这意味着，你可能会比其他人更容易患上这种疾病。换言之，当致癌物质或大量脂肪涌入你体内时，相比其他人，你的身体与这些物质缠斗时会更艰辛。但这不意味你就会彻底完蛋。基因只不过是 21 世纪的替罪羊。

在美国，十大致死因素按顺序排列是：心血管病、癌症、中风、呼吸系统疾病（支气管炎、肺气肿、哮喘）、车祸、流感引发的肺炎、糖尿病、自杀、肾病和肝脏疾病。然而，你患病的风险随年龄、种族和性别的不同而变化。大城市的黑人男青年，更有可能死于枪支暴力而不是中风。在越南移民中，宫颈癌发病率是美国白人的 5 倍。

所有这些因素都是可以预防的，至少其风险是可以被大大降低的，特别是年轻人的暴力。只有部分罕见癌症是纯遗传的。例如，根据美国国家癌症研究所（NCI）的数据，美国人，在他或她的一生中，有大概 5% 的机率得结肠癌。然而不幸患有家族性腺瘤性息肉（FAP）的人，得结肠癌

　　　　　　　　　　　　　　　　　　　　　　　　　　　　这才是医学

的概率基本上是板上钉钉。得 FAP 的人，其结肠和直肠内，会长出成百甚至上千的癌性息肉。息肉一般有大约 1/50 的概率转变为癌症，所以息肉越多，情况就越不妙。这个情况听上去很吓人，也很惨痛，但 FAP 的发病率是一百万分之一，因 FAP 导致的结肠癌不到结肠癌总数的 0.1%。有 FAP 的人，控制饮食，适当运动，所有这些好的生活习惯都无法阻止息肉的生长。幸运的是，现代结肠镜检查技术可以在发生癌变之前，找到并消除息肉；一种名为塞来昔布的药物可以并通过调节 COX-2 基因，从而有助抑制息肉生长或癌变。

健康的生活方式确实可以帮助超过 99% 的非 FAP 携带者，大大降低其患结肠癌的风险。少吃肉、多喝水（每天 2 升）可以把得病的风险从 5% 降低到 1%。年过不惑后，每五年进行一次结肠筛查，可以使患病风险再次降低。与其他癌症不同，结肠癌从息肉到癌变需要很长的病程。结肠癌像皮肤癌一样，是最有可能被预防的癌症之一。许多健康专家认为，照理说没有人会死于结肠癌，但实际上结肠癌紧随肺癌，是美国第二大癌症杀手。《花生漫画》（Peanuts）的作者查尔斯·舒尔茨（Charles Schulz）就死于结肠癌。如果你有父母或兄弟姐妹死于结肠癌，你也不会命中注定紧随其后。你是"高风险"人群，顾名思义，你只是比其他人患此病风险要高。所以你要做的是，更加勤奋地去医院筛查，坚持少吃肉，等等。现实中，很多结肠癌患者并没有家族病史，一般发现患病时都是大吃一惊。

我们可以按十大杀手的名单，一个一个把遗传学的因素排除掉。许多人的父亲死于心脏病或动脉栓塞，这些老爷爷也许每天早饭时，大口大口吃着油腻腻的培根。因为多年前，饮食对寿命的影响还没有那么大，大多数男人一般活不过 65 岁。我们中的许多人，包括我自己，都因为遗传而易发高胆固醇、动脉粥样硬化（心血管病的序曲）。我们中的许多人，包括我自己，都有家族心脏病史。我的爷爷 49 岁去世，父亲是 62 岁，都是因为心脏病。与结肠癌一样，基因并不能决定我们的命运。无数的事实已经证明，无论何种遗传体质，少食脂肪、多吃蔬菜（但无须完全食素），再加上适当锻炼，哪怕是休闲性质的，都会大大降低得心血管疾病的风险。心血管病的风险因素包括：好胆固醇与坏胆固醇的比例，以及高血压等。拥有"糟糕的心脏"基因，只是意味着，你需要比别人"更小心"。

所有常见的癌症——那些攻击肺、前列腺、乳房、内脏以及结肠等器官的癌症——遗传起的作用都不大，即使有的话，也比环境因素影响小得多。这些环境因素包括吸烟、饮食高脂高盐、四体不勤、职业危害，以及能否获得足够的医疗资源。中风相当于心血管疾病，只不过发生地点在大脑中，所以可以采用相同的预防方法。由支气管炎和肺气肿导致的死亡，主要与吸烟有关，而非遗传。哮喘似乎是遗传性的，但今天孩子的发病率似乎高于以往任何时候。没人知道具体原因。专家指出，空气污染可能是元凶之一，但近 300 年来，当今或许是城市最干净的时刻：以前城市里充斥着灰尘、跳蚤、老鼠、动物排泄物、便溺桶、烟雾和烟囱里的灰尘——家里更是前所未有的干净。但不管怎么说，不论遗传条件怎样，有氧运动都可以很大程度上强化肺部功能，并减少哮喘死亡的风险。

事故，如踩错台阶摔倒或闯红灯出车祸等，都是属于可预防的范畴。除非你不幸是顺拐，老是左脚绊右脚，或是不幸继承了"路怒"的基因。没有人会因为遗传，而更容易得流感或其继发肺炎。这些疾病是由病毒和细菌引起的。老年人和免疫系统弱的人〔如人类免疫缺陷病毒（HIV）患者和正在进行化疗的癌症患者〕则最容易因得流感和肺炎而身亡。

自 1990 年以来，Ⅱ型糖尿病在美国的发病率上升了三分之一，在其他发达国家，其发病率也在攀升。大约有 1600 万美国人罹患此病，而另外

1000万人属于高危人群。Ⅰ型糖尿病，常被称为青少年糖尿病，部分是由遗传决定的，约占糖尿病总数的百分之五。Ⅱ型糖尿病，亦被称为成人发病型糖尿病，则完全与饮食和肥胖有关，而非遗传。一般只有成年人得这种疾病，发病年龄通常在40岁之后。但是数据显示，随着越来越多的孩子越来越胖，不少孩子在青春期到来之前，就罹患了以前一般成年人才会得的糖尿病。美国国立糖尿病、消化系统疾病和肾脏疾病研究所（NIDDK）在2001年8月宣布，生活方式的微调，包括少食脂肪、每天走30分钟和稍微减点儿肥，可以使高危人群中糖尿病的发病率减少一半。其预防糖尿病的效果远强于糖尿病的预防药物二甲双胍。哈佛研究人员在2001年9月的《新英格兰医学杂志》上发表了一份报告，把91%的Ⅱ型糖尿病归因于不良的生活方式：吸烟，肥胖，缺乏运动，饮食不健康。

自杀，是一种经常见到，惊人而且令人伤心的死亡方式，确实与遗传基因有一些关系。但人通过积极的社会帮助，如良朋益友、职业成就感、社区参与、宗教信仰、避免吸毒和酗酒，可以获得心理方面的健康。肾脏和肝脏疾病也与遗传学有一定关联，但环境因素起的作用更大，如不小心因为工作或饮食，接触了治病的毒素。酗酒是肝病的主要元凶。肝脏过滤血液，降解有毒化学物质；肾脏则通过排尿进一步排除有害物质。大量的毒素（包括工业溶剂、有毒草药或食物、重金属如汞等），可以使这些脏器负担过重，从而伤害它们的功能，甚至导致它们完全损坏。

和其他可怕的疾病一样，遗传在阿尔茨海默病中只起了部分作用。约5%～10%的阿尔茨海默病患者是因为遗传而致病，其发病时间一般在30～50岁。肌萎缩性侧索硬化[ALS或卢·贾里格病（Lou Gehrig's）]，发病率约为十万分之一，其中5%～10%的病例是由于遗传突变。在剩下的患者中，疾病似乎随机地发生，并且可能与一种叫谷氨酸的神经递质过量有关。帕金森病的发病率为五百分之一，其遗传机理或其他发病因素还未知。多发性硬化症（MS）发病率约为一千六百分之一，患者的寿命与常人相差无几。这个病多发于远离赤道，在南北半球高纬度地区。在这里，基因确实起了相当重要的作用，但具体有多重要还未知。MS有可能是由类病毒的微生物引起的，而其分布则与地理有关。

罕见疾病往往与遗传相关。亨廷顿病（Huntington's disease）是一种遗传疾病，曾经带走了美国著名乡村乐手伍迪·格思里（Woody Guthrie）的生命，它是由4号染色体上一段基因异常导致的。这是一种不幸的脑部疾病，其发病率约百万分之一。尽管此病病程发展很快，且后果严重，但罹患此病的风险很低，此病治疗方案也在日益改善。

科学界致力于寻找治病的基因，其努力令人尊敬，但也会有令人无语的时候。例如寻找肥胖基因，这只能使我们更心安理得地多吃少动，全指望吃一颗小药丸就可以药到病除。尽管我们知道饮食和运动可以降低胆固醇水平和其带来的风险，但似乎仍然想偷懒，想依赖某些神丹妙药解千愁。其中就有他汀类药物（statin），而凡药三分毒，他汀类药可引发肝脏损伤。我们也早知道饮食和运动在预防糖尿病上，比有副作用的二甲双胍更灵验。我们却仍想依靠科学，来解决我们在穴居人时代就可以轻松解决的问题，这也是为什么很多受过高等教育的人转头投入"坏"医学、芳香疗法和赤脚医生的怀抱。

尽管如此，了解疾病的成因，了解为什么以及哪些基因使得有些人对有些病更不耐受，其益处应该远大于害处。但是，如果我们大家都能通过合理生活方式，再辅以基因治疗，更健康地一起慢慢变老，不是更好吗？

第四部分

大快朵颐
Eating It Up

甲之蜜糖，乙之砒霜。

——卢克莱修（公元前 93—前 55）

所有关于所谓的"食补"之迷信，都有一个共通之处，那就是笃赖大自然对人类的眷顾。其实大自然根本不会理会我们的死活。如果我们立危崖之上、处湍流之中，大自然会毫不留情地手起刀落把我们干掉。自然界中，食物的生长繁盛根本就不是围绕人类而转的。苹果树唯一关心的其实就是传宗接代，大自然并不会指着苹果说，这就是食物。当然，如果人碰巧可以吃苹果，大自然也并不会提出异议。如果苹果只能被其他动物消化的话，大自然也安之若素。自然界中有很多野生的植物根本就不能被人类消化，甚至有些于人类来说是剧毒，比如大部分的蘑菇。有些植物可以生吃，有些得烹煮一下才能食用。也有时候，植物部分可食用，另一部分有毒有害。大自然就是这么随心所欲，十分任性。大自然也没有目的性，不存在所谓的"天意"。人类只能靠山吃山，靠水吃水，因地制宜。如果我们像其他动物一样，坚持只吃天赐原生态食物，估计早就在黄泉路上一起携手共进了。

从 β–胡萝卜素谈开去：抗氧化剂的优缺点

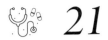 *21*

Learning Your Alpha-Beta-Carotenes:
Antioxidants, Pro and Con

曾几何时，世界好坏黑白分明。传说化合物世界有一恶贯满盈之徒，江湖人称"自由基"，在人体内游手好闲，四处流窜，无故乱砸细胞家大墙，欺凌无辜的 DNA，惹出一堆麻烦事，比如癌症、中老年病什么的。若不是骁勇善战的抗氧化剂仗维生素之剑从天而降，招安自由基，让其缴"电子"而降，自由基估计会一直无法无天，四处撒野。

至少理论上如是说。可惜人身体没拿好莱坞剧本，不会照本宣科。自由基其实亦正亦邪，抗氧化剂也可能身不由己迈向邪恶之渊。你估计对很多抗氧化剂已经久仰大名，比如什么维生素 C 和 E、β–胡萝卜素（维生素 A 的一种），还有硒元素，等等。我们有时把抗氧化剂当成灵丹妙药，吃得不亦乐乎。但实际上，它们无法勘此重任。真相总是错综复杂。

诚然，抗氧化剂的确有点儿像体内版的防锈剂，能阻止人体内的氧化进程。一些对人体运转举足轻重的分子，比如在动脉壁中的那些，有时会阴差阳错弄丢自己的电子，不幸被氧化。一旦被氧化，它们就变得焦躁不安，容易四分五裂。这其中的罪魁祸首无疑就是自由基。自由基是一种易冲动、极易和其他物质起反应的分子或原子。它们怀揣着落单的电子，其执念就是给电子找个伴儿,让电子早日脱"单"。所以它们一见到别人家的电子就拽着不放,无论是细胞壁上的还是DNA里的,统统不管不顾。一旦被自由基缠上,细胞就有可能失去劳动力,成为残障。这时疾病就乘虚而入了。在心血管病、阿尔茨海默病、帕金森综合征,还有癌症中,都不难看到自由基风风火火的踪影。而衰老本身其实也被认为是一个自由基缓慢淤积的过程。

然而,自由基对人体正常运行也有至关重要的作用。人体之所以能够变食物和空气为化学能量,就依靠着自由基的链式反应。同时自由基也是免疫系统的重要成员,它们在静脉中浮游巡视,不放过每一个外来的侵略者。过氧化氢是人体自由基的典型代表。你的血液中就含有微量过氧化氢,自带杀菌功效。事实上,你和细菌感染做斗争的话,就根本离不开自由基的鼎力支援。

自由基是呼吸作用的自然副产物,出现不可避免。线粒体是细胞的能量工厂,可以利用氧气来制造能量。在此过程中,氧气一般变成二氧化碳。但有时候,氧气也会变身为其表亲——超氧化物。超氧化物和氧气很类似,仅仅少了一个电子。超氧化物和过氧化物是人体内最常见的两种自由基。抗氧化剂可以通过层层反应让自由基变成安全无害的物质,比如水和氧气之类的。这件事就需要考较身体平衡之功力了。人体既不希望自由基过犹不及,也不愿意将其彻底扫地出门,难度宛若高空走钢索。为了顺利通过这条生物钢索,大多数人靠增加膳食中的水果、蔬菜、坚果,以及某些肉类的摄入,来获取足量的抗氧化物质。不少医生认为,当今美国部分人群体内缺乏抗氧化物质,有必要增加抗氧化剂,如维生素 C 和 β- 胡萝卜素的摄入。但对维生素 E 的作用却仍持观望态度,据现有证据来说,其功效并不乐观。关于这点我们下文再详述。

从美国心脏学会的数据来看，有多达 30% 的美国人日常服用一种或多种维生素保健品。抗氧化剂是一个价值数十亿美元的大生意。据《营养商业期刊》（*Nutrition Business Journal*）报道，20 世纪末，美国人在保健品上的总花费超过 300 亿美元，其中将近有 20 亿用于购买维生素 C、维生素 E、β-胡萝卜素，以及含有硒元素的保健品。这些保健品真有所谓的功效吗？比如真能有效抗癌、延缓衰老和预防心脏病吗？基本上每当一项研究显示保健品行之有效时，就有另一项研究冒出来与之唱反调。

当然，研究也指出，抗氧化剂摄入量不足时并不是好事。一份 1983 年发表于英国医学期刊《柳叶刀》上的健康研究显示，体内硒元素含量不足的人，比正常人的癌症发病率高了将近一倍。另一份于 1986 年发表在《新英格兰医学期刊》上的研究成果显示，对于某种特定肺癌，缺乏 β-胡萝卜素的人群比常人的发病率高 4 倍。还有一份 1989 年出自荷兰的研究表明，体内硒元素含量偏低增加了患心脏病的风险。更令人心悦诚服的是一项出自哈佛医学院的健康研究，历经 15 载，记录了约 5 万医疗系统从业男性的生活饮食习惯。其结论是，饮食结构中富含坚果、种子，还有大豆的人，由于维生素 E 的高摄入量，使其得心脏病的风险比维生素摄入量低的人降低了将近一半。但是如果不是靠饮食，而是依赖保健品来补充抗氧化剂的摄入，那么效果就值得商榷了。

大量服食抗氧化类保健品在早期被认为是有效的。据《美国医学学会期刊》于 1996 年的一项研究报道，皮肤癌病人如果每天服用硒元素保健品，癌症致死率要比同类病患低一半。这项研究有多个试验机构参与，涵盖 1300 名病患，采用了双盲、随机、安慰剂对照的严谨实验设计。其作者指出，这项研究的结果十分显著，于是在研究进入第六年的时候，为了能让对照组的病人也服用硒元素从而受益，他们终止了后续实验。另外一些研究也显示了类似的好消息。有研究说维生素 E 可以降低患前列腺癌的风险，延缓白内障，减缓冠状动脉疾病发展，推迟阿尔茨海默病发病。也有研究显示，维生素 C 可以间接地预防失明、肾脏衰竭，还有糖尿病肢端坏死截肢。补充微量元素硒可以减低患前列腺癌、结肠癌，以及肺癌的风险。

然而随后几年，学界逐渐发出一些不同的声音，认为抗氧化剂功过相抵、基本无效，甚至还有人认为其害大于利。1994 年发表在《新英格兰医学期刊》上的一项研究显示，芬兰的男性烟民如果服用 β- 胡萝卜素保健品，得肺癌的概率比一般人增加了 18%。1997 年发表在《柳叶刀》上的一项研究追踪了 2000 名男性，这些人在首次心脏病发病后，服用过维生素 E 还有 β- 胡萝卜素作为日常保健。与对照组相比，服用 β- 胡萝卜素的人死于再次心脏病发作的概率显著提高，而在服用维生素 E 的人群中，死于心脏病再次发作的概率也有些许增加。还有其他不少研究得出了与此相似的结论。有的研究结果显示，并没有足够的证据可以证明维生素 C 和维生素 E 还有胡萝卜素可以预防结肠癌。有人认为，这"三大"抗氧化剂并不能在血管清除术后有效防止动脉血管重新堵塞。一项针对 2.2 万名医生、跨度长达 12 年的科研成果也表明，并没有足够的证据可以证明 β- 胡萝卜素可以预防癌症和心脏病。另一项跟踪了 6 万多名护士的研究结果也显示，补充硒元素不能阻止癌症的病发。更糟糕的消息还是来自对于烟民的研究，这次结果显示，烟民如果服用 β- 胡萝卜素补充剂，患肺癌的风险会激增 28%。这一系列的研究都于 1994—1997 年间发表于《新英格兰医学期刊》上。

观点的争议一贯此起彼伏。一些抗氧化剂的拥护者认为，那项芬兰的大型研究，虽然得出 β- 胡萝卜素可能致癌的结论，但其实验设计并没有考虑到人在实验初期就罹患早期癌症的可能性。而一些抗氧化剂的反对者也认为，那项大型心脏病研究，虽然得出维生素 E 有预防心脏病的结论，但其实验设计并没有考虑到生活方式的影响，比如身体锻炼。与此类似，每项研究都会存在反对声音。而极有可能的是，这些研究得出的结论都是完全正确的。毕竟各种氧化剂和各种自由基在不同时间、人体不同部分，或许有着复杂迥异的关系，对此我们还知之甚少。你不能将所有抗氧化剂不分彼此地一视同仁，每种抗氧化剂都有其独特的潜力。科学家们长久以来一直尝试着挖掘这些潜力，但不少人认为这是一场徒劳无功的努力。巴别塔似乎将我们和它们分成泾渭分明的两边，我们可能永远也无法理解自由基和抗氧化剂之间的交流艺术。汉斯·阿道夫·克雷布斯爵士（Sir Hans Adolf Krebs）因发现了自由基参与的柠檬酸循环，于 1953 年被授予了诺贝尔奖。柠檬酸循环又名克氏循环，是人体产生能量的主要方式。而自由基致病的观点于 1956 年被德纳姆·哈曼（Denham Harman）首次提出，观点发表在当年的一篇文献中。时年，哈曼任职于加州大学伯克利分校。

现今的哈曼先生是内布拉斯加州立大学的名誉教授，仍然每天兢兢业业去实验室从事抗氧化剂的研究。在 80 岁时，他仍然每天服用抗氧化保健品。哈曼先生认为，自由基的研究历经重重困难，在他职业生涯前几十年，他的研究不是被人们忽视就是被嘲笑。"垮掉的一代"中的自由分子似乎在音乐和文学史上留下了浓墨重彩，而自然世界的自由分子——自由基，却还畏缩在严肃实验的阴影里。20 世纪 60 年代末期，哈曼声称他有足够的证据证明，如果给实验动物补充抗氧化剂或控制饮食，降低其自由基的反应活跃度，动物的寿命可以得到显著增长。1972 年，哈曼表明他有证据显示，自由基对线粒体破坏的速率决定了生物的最长可能寿命。

于是从 20 世纪 70 年代开始，越来越多的科学家开始对自由基的研究产生了浓厚的兴趣。他们对多种多样的抗氧化剂展开了实验，每种抗氧化剂都在清除自由基上具备不同的化学能力。从化学角度来看，最强效的抗氧化剂之一是自旋捕捉剂（phenylbutylnitrone），简称 PBN。在一个著名的实验中，年迈的沙鼠在 PBN 的帮助下，突然焕发青春，走起迷宫来当仁不让年轻一代。年轻的沙鼠也使用了 PBN，但其走迷宫的能力并没有得到显著提高。而年迈的沙鼠暂停使用 PBN 后，又变得虚弱不堪，在迷宫中无法找到正确的前进方向。无人能解释这次实验现象的背后原因。而不幸的是，其结果至今无法被重复。这也是此研究领域诞生 40 年来常见的现状，一些有趣的现象时常能被人们观测到，但科学家在重复实验时，却很难得到和当初一样的结果，也不能合理解释当初观测到那些有趣现象的原因。

新加坡国立大学的贝烈炜教授（Barry Halliwell）于 2000 年在《柳叶刀》杂志上发表了一篇名为"抗氧化剂之悖论"的短文。贝烈炜教授阐述了这样一个叹然的事实：尽管改变膳食结构、多吃富含抗氧化物质的食物对身体健康似乎有着正面的作用，但是吃抗氧化剂保健品的作用却好坏参半，其效用很难被预测。

同样的化学原理之下（这里指把自由基变成中性物质的化学反应），为什么同一种抗氧化剂在不同时间、身体的不同部分，有着迥异的效果？这背后可能有多种原因：多余的抗氧化剂可能转变成促氧化剂，协助自由基的生成，以及加速其破坏作用；保健品可能无法到达身体最需要它们的地方，从而其效用被降低；又或是食物中的抗氧化剂，可能并不像我们想象得那样有神奇的作用，这一切也许是食物中其他物质的功劳。

抗氧化剂有没有可能反戈相向呢？有些研究显示，如果人们维生素 C 的摄入量低于每日推荐参考值，DNA 受损的概率会增加。然而讽刺的是，如果人们超量摄入维生素 C，DNA 受损的概率也会增加。贝烈炜教授解释说，如果细胞在受创的情况下，维生素 C 可能会加剧其损伤，从而导致后一种现象的发生。

在自由基的破坏作用下，细胞中某些金属物质可能会被释放。这些金属如果处在还原态，比如少了氧原子或是多了个电子相伴，就很可能成为自由基的催化剂。而抗氧化剂有促使金属原子进入还原态的能力。那么在这种情况下，抗氧化剂就摇身一变，成为促氧化剂。动物实验已经证明了这种现象的存在。百草枯是一种有致癌性质的除草剂。实验动物如果在接触百草枯之前，服用维生素 C，维生素 C 或多或少对癌症能起到一定的预防作用。如果实验动物不幸在接触百草枯之后，再将维生素 C 作为一种药来吃，那就事与愿违了。在这种情况下，抗氧化剂加剧了除草剂带来的损伤，导致了癌症加重。在此研究结果的基础上，美国癌症协会对癌症患者发出警告，劝病人莫将抗氧化剂当补药来吃。

让情况更加复杂多变的是，自由基也能杀死癌细胞，很多癌症治疗方案正是利用了自由基这一特点。所以如果抗氧化剂的使用恰不逢其时，就基本等同于助纣为虐，帮着癌细胞壮大声势。动物实验表明，抗氧化剂虽然能帮助正常细胞修复，但匡助起癌症细胞来可能更加不遗余力。没人知道如何能将抗氧化剂在合适的时间送到合适的地点。大多数情况下，自由基带来的破坏一般集中在线粒体里。线粒体通过呼吸作用生产身体所需的能量，这一过程需要自由基，同样也会制造出冗余的自由基。

线粒体中含有一个微型环状 DNA，上面有大约 30 组基因，不同于细胞核中所含有的双螺旋 DNA，是一种独立的存在。线粒体 DNA，又名mtDNA，首当其冲承受了来自自由基的炮火洗礼。mtDNA 一旦体无完肤，其生产蛋白质（经由 mRNA）的功能也会遭到破坏，无法满足身体日常所需。这时我们梦寐以求的就是，能有一个魔法子弹，定向穿透线粒体，把所有图谋不轨的自由基赶尽杀绝，而对循规蹈矩的自由基不动一分一毫。但是线粒体是一个守备森严的城堡，有着固若金汤的外膜，充满着层层阻碍的膜间隙，还有着蜿蜒曲折的内膜。蛋白质可以被顺利地运输出去，但外来的抗氧化剂却很难通过层层考验叩门而入。我们也并不清楚，靠人海战术用大量的抗氧化剂暴力破门，是否也是进入线粒体的一种行之有效的战术。又或许，人体内存在更温和的方法可以使线粒体对抗氧化剂敞开大门。

百岁寿星也许天生携带一种独特基因，通过一些特殊的机制，保护线粒体不受自由基的侵袭，从而可以使携带者少病少灾、健康长寿。有些科学家对此已经展开研究，招募了一些年过期颐的志愿者，希望能从他们的线粒体中，找到这个特殊的基因。两个相关的研究可能已经找到这样的一个基因。其中一项工作是围绕着日本百岁老人展开的，另一项工作则把焦点放在了法国高加索人群中。研究者发现在 mtDNA 中有一段基因会专门产生一种特殊的蛋白质，这种蛋白质一般在线粒体呼吸链中起作用。和普通人相比，这段基因存在的概率在百岁老人中显著增加。

然而我们并不能确定这个蛋白质一定可以降低自由基产生的速度。无法对自由基进行定量分析是该研究领域长久以来存在的拦路虎，并不鲜见。同理，也并没有证据显示寿星体内存在的氧化作用要弱于普通人。

哈佛大学的托马斯·珀尔斯教授领导主持了一个关于百岁老人及其血亲同胞的研究，目的也是为了找寻能让人延年益寿的基因。珀尔斯教授也是自由基理论的支持者，认为长命百岁的关窍就是降低自由基带来的损害（见第 14 章）。珀尔斯教授说我们大多数人有活到 85 岁甚至更久的潜力。百岁老人可能都携带一个特殊的基因，可以延缓衰老，这个基因被戏称为玛土撒拉（Methuselah）基因，取自《圣经》，在《圣经》故事中玛土撒拉活了 900多岁。携带此基因的果蝇，比非携带者的寿命平均增长了 35%。更振奋人心

　　　　　　　　　　　　　　　　　　　　　　　　这才是医学

的是，携带玛土撒拉基因的果蝇，即使接触了百草枯，也比普通果蝇寿命要长，这也从侧面证明，自由基的中和延缓了衰老。但显然我们也不得不指出的是，科学家延长果蝇寿命的手段层出不穷，比如说靠冷冻也行。而目前为止，人体中还没有发现玛土撒拉基因的存在。

让我们来假设抗氧化剂是一种药。那么对于药，你会在没有足够证据可以决定其有效剂量和使用安全性的情况下，放心服食吗？诚然很多医生认为，保健品只要在计量不过高的情况下基本无害。但基本所有医生的共识是，控制饮食和锻炼身体才是最重要的。增加饮食的丰富多样性比单靠吃保健品健康，因为谁也不能保证，封在胶囊里的抗氧化剂真正行之有效。水果和蔬菜也富含抗氧化剂，但它们也富含其他上百种化学物质。很有可能其中一种或几种化学物质的组合才是真正起作用的幕后英雄。

人们可以通过吸收食物中天然的营养物质，就地在体内生产抗氧化剂。人体内的谷胱甘肽就可以有效地中和自由基，一般细胞中谷胱甘肽的浓度要高于传统意义上的自由基清道夫，比如维生素 C 和维生素 E 等。食物摄入以及能量消耗，才是决定自由基生生不息的关键因素。即使保健品有效，其作用可能也是微乎其微。在没有先天遗传缺陷的情况下，自由基产生是正常代谢的一部分，其消亡亦是正常代谢的结果。

之前我们提到过 β- 胡萝卜素对烟民可能有致命的危害。超氧化物歧化酶，简称 SOD，据称是一种人类所知最强效的抗氧化剂，也是另一个毫无用处的保健品。片剂形式的 SOD 在口服消化后会被彻底分解。SOD 的确是一种至关重要的生物酶，但只有人体自身产生的 SOD 才能起到生物作用。如果任何一个保健品专卖员向你卖力宣扬 SOD 的神奇妙用，那他不是傻就是坏。

维生素 E 也是很有趣的东西。有少部分医生至今还是维生素 E 的拥护者。自然界富含维生素 E 的食物有植物油（尤其是小麦胚芽油）、地瓜、鳄梨、坚果、葵花籽和大豆。然而，这股拥护力量似乎已经日薄西山。一种理论是，低密度脂蛋白（LDL，"坏"胆固醇）的氧化是动脉斑块形成的第一步。维生素 E 可能抑制这种氧化，从而降低人得动脉粥样硬化和心脏病的风险。这个理论的问题是，没有实验数据可以支持。所有的实验，包括超大型的实验，结果都没能证实上述理论。剑桥组织了一项关于抗氧化剂在心脏病中的研究，项目名为剑桥心脏抗氧化剂研究（Cambridge Heart Antioxidant Study，简称 CHAOS，即混乱，此名倒是十分应景）。其研究结果发现，高剂量的维生素 E，的确会降低心脏病再一次发作的可能，但第二次心脏病一旦发作，维生素 E 会增加患者的死亡率。意大利的"心肌梗死后续状况（GISSI）"之课题组，以及美国的"心脏预后预防评估（HOPE）"研究项目，都没能发现维生素 E 有任何预防心脏病的效用。

维生素 E 还有可能导致凝血障碍，尤其在服食抗凝剂的人群中，这一问题变得尤为重要。2001 年末，研究显示，抗氧化剂——极有可能是维生素 E——会降低他汀类降脂药的作用。无论你对美国制药行业的观感如何，都不能否认他汀类药物拯救了数以百万计人的宝贵生命，而抗氧化剂则没有可以明证的丰功伟绩。现在，抗氧化剂却竟然成为他汀药的绊脚石。

美国心脏协会不建议使用抗氧化剂，美国癌症协会也同样不推荐抗氧化剂，NIH 亦不建议抗氧化剂。理查德·维奇（Richard Veech）教授是美国国家酒精滥用研究所膜生物化学实验组的领军人物，从事自由基和抗氧化剂的研究长达 30 多年。我们在这里引用维奇教授的一段话作为本章的结语："人们不想运动，不想吃健康食品，不愿戒烟、戒酒，还执意进行危险的性生活。他们光想着靠药片来解决一切问题的美事。那我只能说，好吧，祝您好运。"

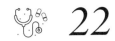

生命不可承受之重：
胖子和食物

22

The Unbearable Heaviness of Being:
Fat People and Food

　　人类有各种各样的体型和身材，这没有什么神秘之处。然而，在美国，人们身型似乎都不约而同地朝着一个方向发展而去：圆形。现在不是腹诽美国人到底是胖或瘦的时候了。现在是时候承认，当今美国人体重之重绝对空前，非常不健康，我们需要减肥。

　　美国国立卫生研究院（NIH）估计，超过60％的美国人有超重的困扰，这个数字突破90％指日可待，因为美国儿童的肥胖比例上升得尤为迅速。这里并没有阴谋论，不是想鼓吹好莱坞电影里所谓理想的瘦身材。不可否认的是，有人天生婀娜，有人天生敦厚。问题是，原本应该美丽婀娜的身材，因为生活方式的变化，堆积了不健康的脂肪。卫生专家只是建议我们继续保持我们祖先——50年前的祖先的体重。这是客观健康的问题，而不是主观审美诉求。

　　是的，很多瘦子无论吃什么都不发胖。还有少部分倒霉蛋，贴膘的速度一骑绝尘。我们绝大多数在中间。要是我们吃下的热量，比锻炼新陈代谢消耗得多，就会变胖。这就是正在发生的事实。整个历史上，只有最近，人类（和宠物）正式加入牲口行列，因为被蓄畜的动物，曾是自然界唯一吃的热量比消耗得多的动物。我们在生物学上和我们的祖先没有任何不同，没有变得更加懒惰。问题是我们正在以不同的方式努力工作，多动了脑，少动了手。我们成天吃脂肪、盐和糖、三合一的不健康食物。我们吃的是热量高而消化难的食物，而身体燃烧热量又不足。如此我们不超重谁超重，这简直再自然不过了。

随着越来越多的人进入微胖界，更多的骗子尝试兜售他们的"伪"节食餐，如全蛋白质饮食——这估计是节食流派中最可笑和不负责任的一种了。举国胖子则全民不健康。肥胖超重是血液循环系统疾病、糖尿病和癌症这些追命杀手的幕后真凶。这就是为什么 NIH 使用"流行病"这一术语来形容举国肥胖的现象。

肥胖被定义为超过理想体重的 20% 或更高，超重是超过标准体重约13.6 千克。标准体重随性别身高而不同。这个定义无疑是有缺陷的。有人天生就比标准体重重，并不影响健康。然而，这样的人通常一生都维持这种"额外"的重量。而立之年才新长的啤酒肚，则谈不上天生二字。肥胖绝对不应与天赋身型混淆。甲状腺或新陈代谢混乱，可能会导致肥胖，但这极其罕见，没有人是天生的胖子。

以前从来没有这么多人可以吃得这么饱。建于 1920 年左右的洋基体育场，不得不拆除 9000 个座位，把新座位的尺寸从 38.10 厘米变宽到 48.26 厘米，以适应现代美国人的臀部。现代社会为我们提供了应有尽有的食物和梦幻般的便利。我们大量生产各种增肥食物，如乳制品、肉类、快餐食品、食物半成品。祸不单行，我们又创造了一个无须消耗很多卡路里的现代社会——用汽车代替了人行道，自动扶梯和电梯代替了楼梯，电子游戏代替了棒球运动，电动工具代替手动工具，连车库门都变成自动开关的了（自动门在 20 年前屈指可数），又居住在拥挤的公寓和社区。每一个我们曾经必须要

　　　　　　　　　　　　　　　　　　　　这才是医学

靠挪动身体才能完成的行为，正在被技术所取代。不可思议的是，现在连铅笔刀都是电动的。"啊，我胳膊酸。有没有个机器来帮我削铅笔啊？"

体重增加是美国这种生活方式的自然后果，增重不要太容易。我们不是坏人，只是建立了一个非常便利的系统，使我们如非自愿就不用特别劳动身体。我们需要运用很大的意志和一点点运气，才能每天骑个 5 ~ 10 千米的自行车去上下班，或者花时间坚持每日锻炼。我们的祖先从来不需要这种坚持，他们都是不得不做这些事。如此，一半的美国人如何不会超重？因此，不要因为胖而感到羞耻。为了避免增重，我们 90% 以上的人，都需要付出额外的努力，来打破惯有的美国式生活。至于肥胖者，他们不一定都是懒猪，天天埋首蛋糕中，拒绝运动。我们中最重的那些人，曾最有可能发生的是，因为缺乏运动再加上一系列不良饮食，摧毁了他们体内的新陈代谢系统，而其后他们即使吃得很少，也拦不住体重稳步上升。

体重增加是一件很复杂的事。第一个关于此的谣言是，一些人是天生注定的胖子，因为不幸继承了肥胖基因，毫无办法只能束手就"胖"。那找到肥胖基因后，岂不是能造就一世界的瘦子？答案是否定的，很少人（少于万分之一）由于甲状腺功能不全或下丘脑问题又或遗传疾病导致肥胖。很少人有资格对自己说："我是胖，是纯粹天生我'胖'。"你试着去非洲过几年日子，每天为喝口水就得走上 20 千米，吃的是小米拌蝗虫，你铁定胖不起来。同样，也不存在注定胖不了的国家或民族。亚洲的饮食习惯是少量的肉加大量的蔬菜——这也是亚洲人纤瘦的原因。在美国的亚裔人与其他美国人一起共同"成长"。事实上，随着越来越多的亚洲人投入美国快餐和美式生活方式的怀抱，居住在亚洲的亚洲人体重也日益见长。"肥胖基因"只意味某些人比其他人需要较少的热量，结果应是，其体重比其他人多个十几二十千克——而不是多百八十千克。

第二个关于增重的谣言是减肥餐有用。NIH 估计，95%～98%的减肥法均不能让减肥效果坚持三年以上，而超过 90%的减肥餐，甚至会导致体重的进一步增加。即使是最直截了当的减肥餐——简单粗暴地控制热量摄入——仍然无法达到减肥效果。减肥及维持减肥效果的唯一途径是，改变生活方式。

为什么说你不是天生就胖

让我们来看看第一个谣言，我们生来就胖。如果真是如此，那么超重人口比例应该古今相同。不管是 100 年前，还是 300 年前，又或是 1000 年前，都应该相差不大。你去看看镜头里的人群，看看 19 世纪 20 年代棒球比赛里的观众，看看他们的平均重量。你肯定会发现一两个胖子，但绝不会发现入眼的全是胖子。这是曾经的人们。胶片电影不会撒谎，几个世纪的文字记录也是明证。非洲人、亚洲人和阿兹特克人都曾经认为肥胖是罕见的，是超自然力量引起的，而不是暴饮暴食的结果。这些社会经常把个别特别丰满的人培养成先知的角色，这些人最可能的是患有代谢异常的疾病。在中世纪欧洲，和古罗马一样，肥胖一般在吃得多动得少的富人身上才多发。肥胖、丰满等其他超重的代名词一直到最近才有明确的定义。不过统计记录显示，按照今天的标准，在 19 世纪，不到 5%的美国人是胖子。最重的美国人也是最富有的，被称为"胖猫"。20 世纪 60 年代后，美国不同人群的肥胖率从 5%～10%，上升到 12%～50%。今天，富人通常比穷人和中产阶级要纤细。

然而，你不能用好莱坞的标准去假定以前大多数人的身材。很多年前，丰满的女孩常出现在电影和快照中，因为当时她们被认为充满魅力：她们也是罕见的——是美国繁荣富强的象征。今天，瘦女孩（瘦得极其不健康的那种）则是流行趋势。你能想象 100 年后的人们，因为看了好莱坞电影，就认为当今的美国人很瘦？同理，你也不能用旧的画像，来断定以前人的身材。根据土豪客户的要求，以前的艺术家会给人胳膊腿上，添上一团团柔软圆胖的脂肪，以供土豪炫耀自己生活闲适，心宽而体胖，不像别人每日的辛劳，就是想攒肉也不得其门。那时的客户，哪怕不胖，也要花大价钱把自己包装成胖子。18 世纪的画家约翰·辛格尔顿·科普利（John Singleton Copley）就特别擅长这种无中添"肉"的春秋笔法。

今天绝大多数超重的美国人如果穿越到 500 年前，都会拥有健康、较轻的身材。为了谋生，他们每天得切割，擎举，拖运，浣洗，徒步以及不停、不停地重复这些，燃烧卡路里。他们的辛劳生活不一定是一件好事，他们可能会疲惫不堪，过劳早夭。尽管如此，人们却很纤瘦。放心，你本来也是天生的瘦子——同一个人，同样的基因，但在不同的时代，就有不同的体重。那时生活是艰辛的，食物并不是随处可见。

"哦，我要长胖！"几百年前，这是大多数人的心声。那时就不存在节食的概念，对于普通民众，食物稀缺而且油脂不多。大多数人吃糠咽菜拌粥，就是那种谷物掺着水或牛奶的糊状混合物。饥荒的威胁一直都在。人们很少有机会吃肉，吃肉类的脂肪那更是少上加少。意大利 16 世纪有一幅关于乌托邦的油画，描绘着人们想象中的地球上的天堂，里面美好的生活就是天上下烤鸡雨。这从侧面说明了当时肉很少见。与美国唐人街的一些老人交谈，他们会告诉你，以前在中国，一年到头只在过年过节时吃一两次肉。他们在美国的孙子，每天无肉不欢，都长得胖嘟嘟的（祖父母倒是都很高兴，因为按中国传统的眼光，胖娃娃是健康富足的标志）。20 世纪给发达国家带来了应有尽有富含油脂的美食，而我们的身体却还没有准备好。即使是今天，身体也还没有适应，吃高热量的食物仍会导致肥胖。

为什么节食减肥没用

现在我们具体唠唠减肥餐没有用的真正原因：身体不喜欢掉肉。我们之前都说了，基本上，有史以来人们都很纤瘦，你可以想象我们的身体肯定竭尽所能，囤积尽可能多的脂肪。脂肪是能量储存的地方，在物资匮乏的穴居人时代，古人就靠脂肪熬过数天甚至数周觅食无果的日子。即使在现代，我们的身体仍然渴求脂肪，总是担心饥荒就在前方拐角处。毕竟，我们只有几千年的历史。在进化术语中，这时间等于弹指一挥间。我们的身体与早期人类的身体基本相同。

所以，你会发福：你放纵内心对油滋滋的美食的渴望，却忘了每天提上 5 千克水，走上 30 千米路来消耗热量。接着就开始节食，企图限制热量摄入从而减肥。身体就又以为进入了饥荒年代，立刻调整，减少热量消耗。你的身体绝不想脂肪消耗太快，因为它不知道什么时候饥荒会结束——或者什么时候又会开始。如果身体一旦摄入脂肪，就会紧紧抓牢这种珍贵的商品不撒手。你的身体进入"热量守恒"模式。要减肥，你将不得不减少并保持这种低热量摄入。也就是说，如果想减肥，你现在必须吃得比正常少很多，因为现在你的身体已经重启，以新的新陈代谢速度工作。在新的代谢速度下，食物转化为能量的速度更慢，消耗的热量也更少。假设有两个女人，每个重 60 千克。一个女人曾经重 65 千克，但随后又减了 5 千克。另一个女人一直维持在 60 千克。第一个女人因为掉了 5 千克肥肉，新陈代谢已经重置，开始以更慢的速度燃烧卡路里。与一直保持 60 千克的女士相比，这个女人为了维持同样的体重，现在每天要少吃 250 多卡。不公平，对吧？

限制卡路里的节食，在技术上可以实行，但很难为了维持体重坚持

这才是医学

一直吃非常少。如果你一旦偷懒，开始"正常"饭量用餐，体重就立刻会增加。你就会进入喝凉水也长胖的时光，然后越长越胖。为了停止继续长胖，并保持在这个更重的体重上，你必须得把饭量控制得甚至比上次节食的还要"少"。现在你吃得更少，却也减不了肥，最多就是维持体重。如果偷懒的次数足够多，你会达到一个新的境界：一直感觉自己在节食——吃得少——却仍然在长胖，都是因为你的身体饿怕了，直接降低新陈代谢率。很快你会达到一种非常悲催的境地：哪怕每日摄入的卡路里，已经低于维持身体所需的最低热量（每天约900卡路里），你仍然能继续长胖。许多肥胖节食者正处于这个阶段。节食真是一场屡战屡败的战斗，几乎没有可犯错的余地。你必须得有超常的自律能力。

锻炼有助于减肥，因为你可以燃烧掉250卡路里，而不是"少吃"250卡。在这种情况下，通过运动减去5千克达到60千克的女人不会进入"饥饿"模式。通过锻炼，她没有少吃食物，身体会假设情况一切正常。实际上也的确一切都很正常，因为辛勤工作流汗和燃烧的热量一直是身体所习惯的最自然的方式。她的新陈代谢会保持在较高的水平。所以最好的减肥建议就是，像穴居人一样生活，每天尽可能通过体力劳动运动燃脂。

减肥游戏的另一个窍门是，永远别变胖。想要做到这一点，得通过控制饮食以及同时维持健康的生活方式。比如中国农民的生活方式尽管很累，但绝对不会胖。僧侣一般也很苗条，因为他们得在菜园中辛勤劳作，而且长期茹素。你也需要做到这样的极端吗？可能不。良好的生活方式意味着饮食与运动适度结合，让人不感觉到压力，形成一套自然自在的生活习惯。例如，普里蒂金（Pritikin）减肥法强调几乎没有脂肪的饮食习惯并结合大量的低强度运动，比方说散步。肉可以吃，但不宜多，而且最好吃脂肪含量低的肉。普里蒂金减肥法已被证明是相当成功的。它不仅能有效帮助人保持身材，而且也是大多数人能坚持下去、"温柔"的减肥方法。人们不会感觉像被禁食的和尚。日本人的生活方式是食用少量肉、一些鱼、大量的米饭和蔬菜，包括海产蔬菜，同时常常骑自行车或步行。这是可供许多美国人学习的另一种生活方式（可悲的是，越来越多的日本人正在向美国生活方式靠拢，食用大量猪牛肉、很少蔬菜，因此日本人的体重也在缓慢增加）。

这些瘦子的生活方式，适用于体重正常或略微偏重的成年人。非常胖的人，最后的那几千克肉，通常都是通过节食"长"出来的。减掉上百千克不是绝不可能，但是几乎非常难。许多人认为比起从一而终的胖（例如一直维持 90 千克），体重波动（忽上忽下，忽轻忽重）更不健康。我们下文会提到，这还是有点儿道理的。

吃你爱吃的，轻松减肥

你可能见识过很多疯狂的节食法。每当听到"吃你爱吃的，轻松减肥"，你应该转头就跑。事实上，跑起来还有助于你减肥，而且比任何减肥鸡汤都管用。

许多减肥项目，如慧俪轻体（Weight Watchers），都是着重记录热量收支平衡，像日记一样，记录你每日辛苦所消耗的热量，并提醒你，如果仅仅靠限制卡路里摄入，其进步会多么微乎其微。计算热量的文化产生了不小的市场，例如 Tic-Tacs 运动，其产品为 1.5 卡的薄荷。其他薄荷糖竟然含有天理不容的 4 ~ 5 卡路里，当然，它们的体积也是 Tic-Tac 的四五倍。但这个逻辑似乎没啥用。如果把蛋糕做成碎屑大小，你也可以做出一个只含 1.5 卡的蛋糕。无论如何，1 ~ 4 卡路里的差别很难准确测量。你撕开包装，捏起薄荷糖，把它放到嘴巴里这一系列动作，很可能就得消耗那么些卡路里。你说，在吃了一份巨无霸汉堡、大份炸薯条再加一桶3.8升汽水后，吃哪种薄荷糖又有什么区别？

肥胖权

胖子受到普遍歧视——人们觉得他们又脏又懒、不爱工作，甚至在子嗣方面也困难重重。美国国家肥胖认同促进协会（NAAFA）在倡导肥胖者的权利方面做得很好。该小组认为，胖人可以是健康的，这的确是真的。比如说大体型的运动员，他们虽然很重，但一直维持这样的体重（而不是节食和波动），他们和苗条的人同样拥有健康的生活方式。如果前提是运动不过量，到这里都没错。但是，NAAFA认为，生活在没有歧视的文化环境里的胖人，比美国的胖人更健康。其理论依据为，胖人在对肥胖友好的文化中，不会感到压力、过分内疚、备受歧视，也不会因为时常减肥引起体重波动，而导致健康状况不佳。

这个理论是有缺陷的。波利尼西亚人经常被认为是天生的胖子，在遇到欧洲人之前就身材饱满、肌肉横溢。这些文化对肥胖的认同度很高，许多生活在南太平洋岛屿的人们，也确实很胖。然而，不少岛国居民，如汤加和美国夏威夷人，都认为肥胖是他们的主要健康问题。曾经不存在的糖尿病现在在波利尼西亚发病率惊人，连孩童都逃不开Ⅱ型糖尿病的魔爪，从而引发各种循环系统问题、视力下降，还往往导致早夭。同样地，曾经壮硕的因纽特人——居住在加拿大和格陵兰岛的因纽特人部落——自从碳酸饮料、半加工食品的大量涌入，以及缺乏锻炼，他们的身体变得软趴趴而且不健康。他们为此付出了高昂的代价（尽管他们对肥胖的接受度也很高）：健康指数下降和自杀率飙升。现在肥胖、糖尿病和抑郁症在北美原住民地区也猖獗异常。这些原住民生活在美国和加拿大相对孤立的区域，未曾受好莱坞病态审美观点的荼毒。不过，他们都对肥胖感到不满。澳大利亚的原住民情况也差不多，澳洲北部托雷斯海峡岛上，成年人肥胖症的发病率高达近50%。接受他们其实是胖子的事实，对美洲和澳大利亚的原住民来说是一个悲剧，也是对他们文化的侮辱。因为胖，这个外来概念，代表着过去200年来他们所遭受的文化压迫。肥胖，对绝大多数人来说，就是单纯的不健康。

想来点儿蟋蟀干吗

节食（diet）一词来自希腊语的 diaita，意思是节制的生存方式。现今不幸的是，节食指代一些快速减肥的技巧。也许我们应该回归节食的本意，改变现在的生活方式。显然，美国人大行其道的生活方式是有问题的，因为瘦的人来到这里也会发胖。其根源不是水，也不是碳水化合物，亦非遗传学。美国人也并不懒惰，因为我们睡觉较少，工作也更勤奋，比历史上任何时候都要更加忙碌。真正的问题根源，是充斥着油脂的半成品食物，和运动的缺乏。寻找肥胖基因或减肥药物，其实就是想继续胡吃海塞，维持现状（亲爱的，把遥控器扔给我——）。

我不是建议靠吃蝗虫干或蟋蟀干来减肥，虽然这在东南亚是颇受欢迎的小吃。我们需要记住的是这样的事实，在美国最受欢迎的两种蔬菜，是炸薯片和炸薯条。显然，我们中的一些人更容易发胖。但是我们不应该自我催眠，觉得发胖是人生不可避免的宿命。在另一个时间和另一个地方，我们说不定就会生得纤细苗条。

喝不喝牛奶?
牛奶和你的健康

23

Not Milk? Milk and Your Health

.大多数文化没有喝牛奶的习惯，很多人不能消化它。牛奶以富含钙、矿物质、能加强骨骼而闻名。牛奶中的确富含钙，而钙也相当重要。然而，牛奶也同样富含脂肪、动物蛋白质和人造激素。注射人造激素是为了让可怜的奶牛增产，和 100 年前的牛祖先相比，现在牛的产奶量直接翻了番。没有人知道，牛奶中添加物对健康的影响，或者是人体吸收牛奶中钙质的效率究竟高不高。然而很明显的是，富含钙的蔬菜，是比牛奶更好的选择。

该怎么办？怎么办？钙是如此重要，但牛奶中夹带如此不清不楚的私货。明显的解决办法就是从其他来源获得钙，世界上大多数人已如是做。例如，以平均每卡路里来算，甘蓝的钙含量甚至比牛奶更高。但是，唉，谁爱吃甘蓝叶或任何其他富含钙的绿叶蔬菜？然后还有沙丁鱼、凤尾鱼、豆腐、西蓝花、鸡软骨和大豆……不合你口味？得，我这就停下来。

美国的主要卫生组织，无论是隶属政府还是民间的机构，都力主喝牛奶补钙，由此，乳制品在拥挤的食物金字塔殿堂留有了珍贵的一席之地。我们中有些警惕性很高的人，指责这些卫生组织和数十亿美元的乳制品行业暗通款曲。这究竟是真是假说不好，但是的确美国的健康专家，除了牛奶，就没什么可以推荐用来补钙的了。美国没有人会处理凤尾鱼的须子。健康专家最不想做的就是告诉人们——特别是孩子——不要喝牛奶，然后大伙转身投向汽水和各种含糖饮料的怀抱。

钙有什么好处？自然是它能使骨骼强健。但这至关重要的矿物质并不是静止不动，被永久地封印在骨头上。钙通过血液传输，亦是肌肉收缩、心跳平稳、传递神经脉冲等所必需的。钙也是能量代谢和排除代谢废料的关键。骨骼不断向血液中释放钙，并从诸如凤尾鱼等食物中吸收新的钙。青少年对钙的需求量最大，因为他们的骨骼、肌肉和神经增长迅速。直到大约30岁，我们的骨骼中钙的吸收和消耗大致持平。钙的吸收沉积很重要，因为在后来的日子里，骨骼吸收钙的能力会逐步减弱，渐渐追赶不上钙流失的脚步。我们青年时期的钙储量像养老金计划一样，支撑着老年时大部分日常钙需求。没有足够的储备或没有新钙不断涌入，骨骼强度可能变弱，容易骨折。这就是为什么老年人像青少年一样需要足够的钙。骨质疏松症是一种疾病，是指骨骼由于不明原因，释放出的钙比吸收的多，导致钙平衡失控。美国许多更年期后的女性患有一定程度的骨质疏松症，有些男人也遭受其困扰。

那牛奶有什么不好？首当其冲的是脂肪。美国国立卫生研究院（NIH）或美国国家骨质疏松基金会（NOF）推荐你所喝的牛奶，是那种不那么受欢迎的脱脂牛奶。全脂牛奶含有4%的脂肪，而且乳脂非常容易使人发胖。让宝宝长肉是母乳的首要任务之一。日德在释放美国战俘之前，给他们发放了冰激凌和奶脂，想让他们在归家之前长长肉。喝上几个星期的牛奶，并无大碍，但长期喝，牛奶中的脂肪就都会转移到你的身体上。脂肪堆积，会升高血液中的胆固醇水平，导致血管堵塞，甚至中风或心脏病发作。如果你是为了健康而喝牛奶，那至少要喝脱脂的。的确，20世纪50

这才是医学

年代的孩子喝牛奶后没有产生明显的不良影响（除了今天美国中年人胆固醇偏高）。可悲的是，现在的孩子们玩耍时，卡路里的消耗不再像以前的孩子那么多，脂肪堆积已经从小开始。

牛奶中也有动物蛋白，这本身不坏。不过有趣的是，动物蛋白会加速钙从骨骼中流失，流过身体，流进厕所。所以，你喝的牛奶越多，钙流失的就越多。科学家们一直想弄清楚，到底喝多少牛奶才能确保补钙的顺利进行。然而，有些专家则指出，乳品消费量最大的国家——斯堪的纳维亚半岛和美国——居民髋关节以及其他骨头的骨折率最高。这是评估骨质疏松发病率常用的指标。事实上，耶鲁大学的研究人员也在全球范围内观察到，动物蛋白的摄入量与骨质疏松症之间有关联。虽然在南非，骨质疏松症很少见，但很多爱喝牛奶好吃肉的美国非裔却也常常患有骨质疏松症。出于同样的目的，哈佛进行了一项研究，对护士群体的健康进行了多年跟踪及调查比对。与那些"你今天喝牛奶了吗"的广告正相反，其研究结果亦表明，牛奶对防治老年妇女髋部骨折并无作用。

血液中的维生素 D 对某些癌症有抑制作用，而过量的钙似乎会降低维生素 D 的含量。讽刺的是，骨骼对钙质的吸收又离不开维生素 D。通常我们只要沐浴在阳光下，哪怕只接受间接的照射，身体就会产生大量的维生素 D。斯堪的纳维亚人由于缺乏足够的光照，容易患维生素 D 缺乏症，特别是在冬天。所以他们长期受到三座大山的困扰：骨骼钙质流失，维生素 D 含量偏低，抗癌类型的维生素 D 含量更是低上加低。

牛奶本质上是液体肉，因为钙质流失问题，美国饮食中含大量肉类和乳制品，如此高蛋白的饮食结构使得美国人每日对钙的需求量上涨。美国人每天需要 1000 ~ 1300 毫克钙。现在已经众所周知，蛋白质入肚，便会导致钙离子流失。与之形成鲜明对比的是亚洲人。亚洲人每日只摄入 500

毫克甚至更少的钙，而他们的骨骼却更强韧。他们少吃肉，一般从绿叶蔬菜、豆腐还有可连骨吞的小鱼中获得钙。与世界其他地区相比，亚洲骨质疏松症发病率较低，饮食传统上也很少含有乳制品。日本是亚洲乳制品消耗大国，骨质疏松症发病率也是亚洲之冠。抛开钙流失的问题不谈，由于吸收率的问题，即便是牛奶含有大量的钙，也不能完全将其补充给人体。身体只能吸收牛奶中 32% 的钙，相比之下，身体对来自羽衣甘蓝、西蓝花、芥菜、芜菁和抱子甘蓝中钙的吸收率有 50% 以上。所以，以每卡路里来算，全脂牛奶是钙最糟糕的来源。如果你要喝牛奶，最好选择脱脂牛奶。

牛奶中的激素是另一个不容忽视的问题。母乳为婴儿提供所需营养和抗体，帮助其免疫系统的建立，但母体的毒素也会随之传递给婴儿。来自香烟和酒精的毒素就很容易进入母乳中，有时你会看到喝了含威士忌酒的母乳而昏醉的婴儿。奶牛和人类在产奶方面没有什么不同，注射在奶牛里的动物抗生素和人工生长激素最后都集中在我们喝的牛奶中。这与喷洒在食物上的农药有所不同，杀虫剂可以被洗掉，不会造成太大的健康危害；而抗生素和激素则会沉积在食物中。一种由孟山都公司生产、人工合成的重组牛生长激素（rBGH），具有致癌的可能，关于此的研究正在进行。欧盟反对使用 rBGH，这些欧盟国家在 1994 年对其颁布了两年的禁令，并在 2002 年重申了禁令。诚然，欧洲反对过很多好东西，也赞成过很多愚蠢的东西，如顺势疗法或大卫·哈塞尔霍夫（David Hasselhoff）的歌声。不过，正是由于他们对牛奶中激素的担心，促使他们花费数百万美元来调查这个问题。

rBGH 可以增加牛奶产量。注射过 rBGH 的奶牛通常会过早死亡或乳房发炎，这些炎症使得它们挤出的牛奶充满脓液。但这是一个动物权益问题，而不是人类健康的范畴。rBGH 对人类健康的影响还是未知数，这种激素似乎会导致另一种叫 IGF-1 牛激素的含量升高，最后也落入我们消费者的肚中。哈佛大学的学者在 1998 年的《科学》杂志上发表了一份研究报告。在这份基于 1.5 万人的研究报告中显示，血液中 IGF-1 含量较高的患者，其前列腺癌的发病率高出 4 倍。这个大型研究成为反牛奶和反孟山都人士的理论依据。当然，只有一项研究不能证明什么。然而 rBGH 事件背后是孟山都公司，这使得人们很担心，因为这家公司有着隐瞒消费者的不良记录。"没有化学物质，生命不可能存在"——你还记得孟山都的宣传口号吗？

许多奶牛都会被注射 rBGH，数以百万计喝牛奶的人却不知道这个事实。直到 1997 年，颁布了一条奇怪的法律，禁止那些不用 rBGH 的奶农，在他们的产品标签上打相关广告，rBGH 才进入公众视线。本杰瑞冰激凌（Ben & Jerry's ice cream）也被禁止向客户宣传，他们没有使用注射了 rBGH 的奶牛的奶。随后孟山都做了一件追悔莫及的事，企图阻止一篇关于公司的负面报道发布，此事件最后被曝光。两个来自福克斯电视台佛罗里达分部的记者简·阿克勒（Jane Akre）和史蒂夫·威尔逊（Steve Wilson）在 1996 年试图报道孟山都和 rBGH。孟山都迫使电视台不要发布该报道，电视台屈服并最终解雇了这两名记者。阿克勒起诉福克斯违反佛罗里达州的"吹哨人"法律获得胜诉。阿克勒和威尔逊因为此项工作，获得了 2001 年国际高盛环境奖，他们的事迹和照片登上了《纽约时报》，并横跨一整个版面。

抛开政治因素不说，我们来看看这个事实，75% 的世界人口有乳糖不耐受症，这意味着他们体内缺乏顺畅消化牛奶所需的酶。他们喝牛奶虽不会致死，但会胃抽筋、拉稀、肠胃气胀。有人说牛奶是"白色"的，是因为差不多只有西欧的白人及其后代才能在成年后畅饮牛奶。所有的婴儿都可以产生乳糖酶，但大多数人在断奶后便失去这种能力。1996 年发表在《美国饮食协会期刊》（*Journal of the American Dietetic Association*）上的一篇研究报道指出，约多达 50% 的墨西哥人、70% 的非洲裔美国人和美洲原住民，甚至 90% 的亚裔美国人，是乳糖不耐受的。你想请他们喝乳糖饮品？那这些人一次只能喝一点点。欧洲人，身先士卒，尝试了喝牛奶，然后花费了将近 1 万年的时间进化出乳糖酶。喝牛奶对人类来说是一项刚被掌握不久的新技能。

美国著名的儿科医生本杰明·斯波克（Benjamin Spock）博士在 1991 年成为素食主义者之后，公开反对牛奶。他建议两岁以上的孩子不应该喝牛奶。当时，医疗系统严厉抨击了斯波克，说牛奶含有一个成长中的孩子的关键营养素：钙、核黄素、维生素 A 和维生素 D。这的确是真的，苏打水和其他糖饮料中都没有这个。但是话说回来，核黄素和维生素也是人为添加进牛奶的；牛奶本身不含有它们。我们可以添加任何维生素入饮料，现在的橙汁也添加了与牛奶一样多的钙，你完全可以喝那个。50 年前，橙汁还没有大行其道，这就是为什么学校要求把加了各种添加剂的牛奶引入校园午餐。不然吃饭的时候还能喝什么？

以后我们估计还是会看见，电视广告里的人，挂着沾满牛奶的胡子，大声说着"今天你喝牛奶了吗"。你看见自己的孩子在喝牛奶（那种低脂无毒的）而不是可乐时，估计也还是会感到欣慰。但当你看到"喝牛奶身体好"这种老掉牙的口号时，也许会在心里想，牛奶公司应该用更准确、更中立的宣传口吻："尽管没有科学依据，而且你身体大概不能消化它，不过和其他垃圾食品比，牛奶可能会更健康。"

主张有机：
有机食品的好处

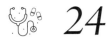

24

Organic Reasoning:
The Benefits of Organic Food

"有机"这个词对你意味着什么？对于像我这种城里长大的小孩，"有机"过去代表着"产自当地农场"。我想象中，也许在城市的北边有着连绵的山丘，一派田园风光。饱经沧桑的农民，头顶大草帽，驾着破旧的拖拉机，慢悠悠驶过一亩亩薄田。生产有机牛奶的奶牛过着幸福的生活，我想它们就像包装上画的那样，在绿色的田野里起舞，奔跑在皎皎月光之下。有机鸡睡在温暖的星空下，等甜美的生命快要走到尽头时，自觉自愿地把头伸到老树桩做的案板上，等待着生命的最后一击。

但事实并非如此，有机是大规模的生意。例如，以科罗拉多州为基地的地平线（Horizon）公司，在有机奶市场有近70%的市场占有率。很多生产有机牛奶的奶牛像其他奶牛一样，从来没有一天沐浴在阳光下，每天还要如产奶机器一般被挤三次奶。唯一的区别是它们食用的是有机饲料。有机鸡也是同样的情况，哪怕贴了标明"散养"的标签。因为把鸡与其成千上万的兄弟姐妹关在一起，那么鸡在笼子里也算可以"自由"活动（有些农民剪掉鸡的喙，这样就不用担心因为生活空间太小，鸡打架而相互啄死）。当然，情况并不总是这样，但你不能眼见"有机"标签就信其实。

蔬菜也同样如此，在加州，五个农场供给了全国一半的有机食物，常常边上就种着常规作物。每年，越来越多的当地农民不得不把土地卖给大规模的"有机"公司。而这些大规模企业经常把有机作物和传统作物，边靠边地种在一起。一旦农场规模变大，消费者就难以确定它的产品是否是真正的有机食物。真正的有机谷物意味着其施用的粪肥，也是产自用有机谷物牧养的牛，还得保证这些谷物没沾上隔壁普通农场喷出来的化学喷雾。

"有机"究竟是什么意思？这绝对是一个被化学家嘲笑的词，因为所有的食物都是有机的。从技术上讲，有机指包含氢和碳原子链的东西，又称碳氢化合物，所有生物都是有机的。同样，汽油也算有机物，因为它来自数百万年前腐烂的有机物质。我附近的干洗店老板吹嘘他只使用"有机"溶剂。显然，他想利用公众认为"有机"等于"安全"这点做文章。其实从这项技术在19世纪于法国诞生伊始，每一种干洗溶剂就一直是有机的。今天，在美国的干洗店超过85%使用的溶剂全是四氯乙烯，或简称perc。东西看上去脏兮兮的，但绝对完全有机。石头倒是无机的。

"有机"的概念在70年代初期的"反主流文化"和"回归土地"的运动中被提出，当时也确实有着积极的意义。这是有机运动的黎明。那时候的有机农民用的肥料来自动物和植物，俗称粪肥和堆肥，他们也用鸭子和黄蜂来吃杂草、消灭农作物害虫，以此替代杀虫剂。这才是今天食品上所贴的有机标签的真正含义，指的是食物的孕育过程而不是食物本身。早期的有机农民，混种一些作物，并控制生产量，从而控制虫害。因为如果同类的作物过多——比方说玉米多了——就会吸引以玉米为生的害虫。这种混种的种植方法当然很合理，而且这种做法延续至今。现在还有很多农场主通过这种方式挣扎运营，将农产品卖给专卖店和农产品公司以获取微薄利润。不幸的是，小农场即使整合在一起，仍不能满足现代社会对粮食的需求。农民显然无法在小块土地上，种植并收获那么大量的多种作物。大

　　　　　　　　　　　　　　　　　　　　　　　这才是医学

规模种植显然比小农场的效率高很多。规模化种植的玉米、小麦或马铃薯，一望无际，用大量农药来免除虫害侵扰，收获加包装一条龙。

到 70 年代中期，人们开始意识到环境恶化，如克利夫兰附近的凯霍加河因为河面上漂浮着石油工业的排放物，以容易着火而闻名。觉醒的消费者开始产生对有机食品的需求，有机农民的产量无法满足此需求。不久之后，大企业看到了很大的商机。所以农业巨头阿彻·丹尼尔斯·米德兰兹（Archer Daniels Midland）、多尔（Dole）等建立或购得有机农场。美国农业部帮助它们建立了一套更为宽松的有机新定义：允许使用污水污泥、放射以及转基因物质。到 1997 年，愤怒的有机农民（真正的有机）组织了万人书，在市场上征集签名，号召公众去抗议新标准。现在，在农业生产中使用过污水污泥，其产品就不能贴"有机"标签了，当然，用激素和抗生素也不行。这算是大功告成了吗？说这估计还为时过早。有机食品仍然可以被加工，甚至加工成泥状。这种加工产品与传统食品一样缺乏营养。邪恶的三大山：糖、盐和脂肪，全是有机物。竟然还有人卖"有机"电视晚餐。人们以为"有机"即等同于"健康"，所以才慷慨解囊。

食品工业中，有机食物指的是，植物在种植的时候没有使用合成农药，动物在其短暂活着的数月至数年内，都只被喂食有机饲料。与传统食品一样，有机食品也会遭受到不同种类、可能有害（或无害）的污染。有机粪会把铅、砷等其他有潜在毒性的金属传递给植物。与农药不同，重金属可不是用水冲就能被洗掉的。此外，所有食物都含有二噁英和其他来自空气中的污染物。有机产品本身可能是肮脏的代名词：垃圾食品可以是有机的，只要能证明其大部分（不是全部）成分是有机的。细粮面包和奶油夹心蛋糕——绝对上了营养学家的黑名单——可以是有机的。早餐麦片可以是有机的，尽管它们里面含有大量加工的糖、盐和漂白面粉。经过"超级巴氏消毒"的牛奶，可以是有机的。超级巴氏消毒延长了牛奶的保质期，使其可以被运往全国各地。其原理是利用比常规巴氏消毒更热的温度来杀死牛奶中的细菌——但如此也同样破坏了维生素和酶。水果可以是有机的，即使那些水果是生长在军事独裁政府，在那里工人可能因为被逮到偷吃水果而被斩断双手。乳制品和蛋可以是有机的，即使提供它们的动物生活在令人窒息的环境中。非常可能的是——除非包装上非常具体地说明——与常规农业食品生产一样，有机的奶牛和鸡也是采用大规模、残忍的、拥挤的养殖方式。

合成农药确实可能引起癌症，但概率很低。美国国家环境保护局（EPA）要求所用农药的致癌风险不得高于一百万分之一（你大约有百分之一的风险会因吃饭时呛到而窒息；你可以去问问小布什总统）。亚拉剂（Alar）是一种人工生长调节剂，在 1989 年颠覆了传统苹果种植者的世界。美国国防部科研委员会发表了一篇题为"不可容忍的风险：我们儿童食品中的杀虫剂"的报告，指称亚拉剂的使用，导致年增 6000 例儿童癌症。儿童癌症一般是较为罕见的，而增加 6000 例就相当于年发病率增加一倍，这个数字肯定会引起人们的警觉。哥伦比亚广播公司（CBS）的新闻节目《60 分钟》对此推波助澜，因为这是国防部科研委员会喂到 CBS 嘴边的材料。恐慌随之而来，苹果在学校被禁，苹果酱和苹果汁在超市货架上滞销，苹果市场触底。许多小农场主也因此破产。而市场上仅有 15% 的苹果被喷洒了人工生长调节剂。EPA 将亚拉剂标记为潜在的致癌物，更多的是政治原因而不是科学。只有在很高剂量的情况下，亚拉剂才是有害的。这是环保团体一个得不偿失的胜利。亚拉剂没有了，从市场上自动下架，但是很多独立的苹果种植者也消失了。更糟的是，大笔资金投入在了有机苹果上，因为投资者认为有机苹果销售会大火。而有机苹果销售的春天，从未到来过，亚拉剂的恐慌很快烟消云散，人们回归常规，开始购买苹果。但彼时许多的小本经营种植者已经失去了农场。所以此次恐慌什么也没做，除了伤害了小本经营农场主，即国防部科研委员会喜欢的那种经

这才是医学

营者。最终的结果很可能是，亚拉剂不曾也不会导致人得癌症。

富裕的人们更容易购买有机食品，因为他们能负担得起，食物给他们心理安慰。但是这些有机购物者做出决定是健康的、理性的吗？如果他们用化学药品处理郊区草坪，使之常绿，那么他们的孩子和邻居，由于有害农药和除草剂，受到的潜在危害要远远超出非有机食品。如果他们开的是油耗大的运动型多用途汽车（SUV），那么他们每次加油的时候，都难免接触含有致癌物——苯的汽油。更别提这些污染物对大气层致命的影响了。

30 年过去了，没有研究表明有机食物比一般食物更健康。在美国，百岁老人，并不是吃着有机食品长大的。阿夫利娜·库什（Aveline Kushi）是绿色食疗的创始人之一，倡导的生活方式是只食用有机的蔬菜和谷物。而阿夫利娜·库什本人在 69 岁被确诊罹患宫颈癌，并于 9 年后的 2001 年去世。许多人赌咒发誓，绿色食疗不光能预防，还能有效治疗癌症。库什是一个和平主义者，也是一手推动美国"全天然"饮食运动的缔造者。但是她自己的经历证明了，那样的生活方式也并非保险箱。

如果不是农药，那么真正的食物风险是什么？人因误食有害细菌生病或致死的可能性，远远超过误食杀虫剂的危害。有机标签不能在此处为你保驾护航。食物中常见的细菌——包括沙门氏菌、大肠杆菌、李斯特氏菌和弯曲杆菌——无论是有机食物还是一般食物中均有发现。不同机构得出的估算差别很大，但即便是最保守的估算数据，也让人觉得形势严峻。美国农业部估计，有 40% 的鸡携带有害细菌；美国食品药品监督管理局（FDA）认为该数据是 60%。《消费者报告》（Consumer Reports）杂志称，在其职员调查过的样本中，有 71% 的鸡携带有害细菌；明尼苏达州卫生署亦发现，州内 88% 的鸡携带弯曲杆菌。而差不多在美国销售的所有鸡都多多少少含有大肠杆菌。疾病控制和预防中心估计，每年因食源性细菌致死的有 5000 人，住院的有 32.5 万人，生病的总人数则有 7600 万人（如腹泻等）。烹饪食物可以杀死细菌，但我们常常会生吃生菜及孢子甘蓝，而这两种蔬菜最有可能被污染。

很难想象美国的食物供应污染问题如此严重。问题源于大规模生产，当地自产很少。记住，"有机的"不再意味着"本地的"。农场都地处偏远，食品从农田到超市经过多次转手。每个转手的环节，都有被污染的可能。细菌的主要来源是食品加工厂，这些工厂的每日加工量，令人瞠目结舌。以牛肉加工为例，成吨的牛肉加工成成吨的汉堡包肉，其速度之快每分钟就能处理好几头牛。这是一个充满血腥、臭气的行业，往往吸引了无数细菌。一些细菌来自牛粪或其内脏，一些细菌来自工人如厕后没有清洗的双手，一些细菌来自肮脏的运输卡车，还有一些细菌是因为肉类没有得到适当的冷藏保存，一些细菌来自超级市场忙碌的肉案板，还有一些细菌纯粹是因为肉已经存放数周，历行数千千米运输而滋生出来的。在这方面，有机肉和普通肉之间通常没有任何区别。曾经，当地的屠夫还是值得信赖的对象，不过如今他们已经被挤兑地破产了。

有人主张用辐射来杀死加工厂内的细菌。这不是一个一劳永逸的解决方案，因为肉从工厂到你的煎锅里还有很长一段征程，途中很容易被污染。最好的抑制食物中细菌的方法是，洗涤食物并彻底将其煮熟。第二好的防御措施是，买当地生产的肉类和肉制品，这些产品相对更新鲜，经手次数更少。购买有机物不会让你免受食源性细菌的侵害。而至于有机水果和蔬菜，它们比普通食物更易含有细菌，因为它们使用动物粪便作为肥料。与此相左的观点是毫无根据的。

反对普通农场的论据之一是，成吨合成农药和化学肥料被年复一年地倒入土壤中，导致有益的昆虫和微生物日益减少。农药最终进入地下水或直接被冲进河道。这倒是真的，也的确是一个问题。有机农场在这方面要好不少，尽管它的代价是需要过多的耕作来控制杂草。因为杂草会竞

　　　　　　　　　　　　　　　　　　　　　　　这才是医学

争氧气、氮气，以及消耗作物生长必需的土壤元素。因为我们选择了扩大有机农场的规模，再继续用人工去除杂草显然不现实，我们选择的替代方案是，用丙烷火炬烧死杂草，但这一行为本身就会排放有毒气体。总体来说，有机农场似乎比普通农场更具可持续性，但没有人能确切地说出，普通农场的不可持续性到底糟到何种程度。另外，没有人确保，有机农场在饥荒年代或虫灾横行的时候可以养活整个世界。你在美国最后一次听说蝗灾是在什么时候？1867 年的蝗虫虫害在数日之内就将当年整个达科他州的收成扫荡得干干净净，在随后的几十年内，蝗灾时不时都要爆发一下，直到农药时代来临，这才消停下来。

购买有机食物有两个优点。有机批发商和杂货店之所以存在，是因为他们关心饮食健康。因此，他们往往会提供各式各样更新鲜的蔬菜和更健康的食物。普通超市由于规模偏大，所供蔬菜种类有限，对蔬菜存储和摆放也不太上心。有机商店的食物，往往因为其新鲜度、清洁度和多样性，而更健康。就像瓶装水和自来水一样，这是一个口味的问题。支持有机超市的人，也支持有关尊重及重视食物的理念。人们购买有机食品，就相当于支持了进行有机躬耕的农民，他们没有像普通农场一样喷洒农药，帮大家避免了急性农药中毒，这种严重的健康风险。

也许有些人，那些痴迷于 70 年代有机的原始定义的人——保护土地，善待动物，尊重工人——可能已被说服去支持当地小型农场，而不是光顾有机农场。毕竟，不能因为本地农夫使用农药或除草剂来控制虫害或杂草，就认定他们十恶不赦。当地小农场种植最适合当地环境的蔬菜。没有民众的支持，这些农民将被迫变卖他们的土地，给房地产开发商改建房屋或建造购物中心——大多数我们吃的食物，不论是不是有机的，都产自位于加利福尼亚中部山谷内的农场。当地原本是沙漠地貌，昔日辉煌壮阔的河流被强行改道至此用于灌溉。

水，无处不在的水：
瓶装水和自来水

25

Water, Water Everywhere:
Bottled Water vs. Tap Water

　　瓶装水比自来水更健康吗？未必。今天卖的大部分瓶装水实际上是市政提供的自来水，在工厂经过层层过滤，起了个花哨名字，如"冰川泉"（Glacier Springs）或"水中贵族"（Aqua Expensivo），等等。多数情况下，自来水是安全的（取决于你住在哪个城市），甚至可能更健康，因为自来水中的氟化物有助于防止蛀牙，甚至防止与口腔感染有关的癌症。

　　如果你访问墨西哥，就会听到一句告诫，让您小心，莫喝当地的水。美国人显然将此告诫铭记于心，然后以"墨"度"美"。1999 年，美国的瓶装水销售额已经超过了 50 亿美元（时年全球总销售额为 350 亿美元）。美国自然资源保护委员会于 1999 年发布的为期四年的研究结果显示，大多数受调美国人之所以喝瓶装水，是认为它比自来水更健康。穷人和富人一样爱买瓶装水，因为他们更加担心周围居住环境及供水质量。美国大多数家庭中自来水供给充足，其价格是每升不到几厘钱。瓶装水的成本比自来水高 250 ～ 10 000 倍。价格如此高昂的瓶装水，真的是物有所值吗？如果你在乎味道的话，那么答案估计是对的。但如果纯粹从健康方面考量，则并不值。

这才是医学

喜剧演员菲尔茨（W. C. Fields）是一个臭名昭著的酒鬼。他从来不喝白开水，因为觉得"鱼会在里面撒尿"，没有饮用水是完全纯净的。不同的地区，水中所含的金属和矿物质的种类和数量有所不同。自来水在美国受国家环境保护局管制。水龙头里的自来水来自地面上的湖泊或水库，如果位于农村则取自地下水。水会在自来水厂接受杀菌处理（通常添加氯作为杀菌手段），并被监测，以保证其中有害污染物，如砷或铅等的含量低于法律规定水平。污染物是以相对水百万分之一、十亿分之一或万亿分之一来计量的。人们不可能清除水中所有的污染物，一方面因为成本太高，另一方面是水的纯净程度达到某个级别后，它对健康的影响差别不大。如此为何要花费数百万美元只为了穷举排查只有万亿分之一数量级的污染物？这些钱用在建设学校或加强警备力量上不是更有意义吗？

瓶装水被视为食物，受美国食品药品监督管理局（FDA）监管，有一套另行的标准。于是，一些瓶装水中的细菌和金属含量，比国家环境保护局监管的自来水要高。你还记得在1990年因苯含量过高，巴黎水（Perrier）公司召回过市值1.3亿美元的瓶装水吗？（此召回行动并没有其他公司参与，只能赞叹一句，人家公司有好公关。）但是在下"为了健康原因买瓶装水有点儿傻"的结论之前，让我们先来看看自来水到底有什么缺点。

大城市通常在提供安全饮用水方面做得很好，但最近也有搞砸的情况。美国首都华盛顿市政供水就曾出过问题。1996年，美国陆军工程兵发现，整个城市供水系统中细菌含量偏高。市政的应对措施是，在自来水中添加更多氯来杀菌。氯是有效的清洁剂，但给自来水带来刺鼻的味道，还可以与其他分子结合发生化学反应产生致癌物。本书后面会提到细菌过量的问题，时不时会在华盛顿供水系统中复发。

对于部分微生物，如隐孢子虫和贾第虫等，健康的人都可以应付自如，而孩子、老人和那些免疫系统较弱的人则不行。对这些体质较弱的人来说，细菌可能会引起严重的腹痛、腹泻甚至死亡。1993年，在威斯康星州密尔沃基市，隐孢子虫疫情暴发，造成100多人死亡，估计发病人数有40万人之众。细菌很可能来自饲养在溪流附近的奶牛所产生的粪便。这些溪流最终汇入美丽的密歇根湖，从而进入密尔沃基的供水系统。该系统可以过滤湖泊中的工业污染物（那种可以杀死鱼的污染物），但完全没有察觉隐孢子虫，终酿成悲剧。

含氯自来水口感的确不佳。然而，一次又一次的味道测试显示，大多数美国人不能区分自来水和瓶装水的区别。我们买包装漂亮的瓶装水，瓶子越漂亮，我们就会觉得水喝起来越甜美。这主要是心理作用。大多数市政府认为氯的使用利大于弊。这玩意儿可以杀死细菌，不然水中细菌一旦爆发，就会导致大量严重疾病和人员伤亡。这就是公共卫生的运作方式：面对严重的公共卫生危害时——长期水污染会影响数百万人——人们用一篮子的预防方式——水中加氯作为解决方案。瓶装水不是解决方案，我们不可能给每个人都发瓶装水。氯处理带来的优点，远远超过其微乎其微的致癌风险。氯的副产物是三氯甲烷，又称氯仿，当含量过高时，长期使用可能在少数人中引发癌症。氯与水中的有机分子发生化学反应可能会产生三氯甲烷。多少三氯甲烷才算多？加利福尼亚州设置的安全标准是低于十亿分之一（顺便提一句，这个标准要比一些瓶装水还严格）。奇怪的是，大多数情况人们会接触到三氯甲烷，不是因为喝下的冷水，而是因为洗澡时，通过呼吸进入体内的热水。一些大型城市，正在积极寻找其他技术来代替现行高效的氯处理方式。其替代方案之一是臭氧治理，无论你相信与否，臭氧治理其实是很安全的。

　　　　　　　　　　　　　　　　　这才是医学

游泳池的氯含量显然远高于饮用水，但似乎大家对此都没有什么异议。如果你能闻得到氯，那么随着你的呼吸，氯就会被摄入体内。游泳者在泳池边上喝着"巴黎水"或"水中贵族"的瓶装水，肯定是为了它们的味道，因为显然，他们在游泳池里接触到的氯，其剂量远超过任何水龙头里流出的自来水。如果自来水中的氯可能引起癌症，那可能性肯定微乎其微，因为没有任何一项研究中的统计学数据显示，自来水中的氯对健康有什么显著影响。人们也安全无恙地喝下了很多自来水。如果没有氯会怎么样？世界卫生组织估计，全世界每天有 2.5 万儿童死于因水源污染而导致的疾病。充分的氯化和更好的卫生习惯将防止悲剧的发生。在秘鲁曾经由于自来水没有氯处理，以及缺乏水质监控，在 20 世纪 90 年代前后爆发了长达 10 年的霍乱疫情，祸及周边国家，约 1.5 万多人因此而丧命。

自来水中含有的金属铅，通常为人们所诟病。出加工厂时，水是清洁干净的，并完好无损地穿越了大部分城市，但在入家入户之前，部分老房子由于铺设的管道年代久远，水管中的铅会污染自来水。一些新建房屋的管道是无铅的，但是接缝处可能采用了铅焊。铅中毒在儿童中可能引起学习障碍等诸多疾病。但是请记住，你和你的父母本身就成长于一个充斥着含铅油漆和含铅汽油的世界。如果饮用水中的铅会导致学习障碍，那就意味着常年暴露在大量铅污染中的大多数美国人，很有可能都脑残了（呃呃呃……）。无论如何，铅可以从管道和焊接处进入自来水，特别是热水。所以你如果只喝冷水或只用冷水烹饪，就会大大降低接触铅污染水的可能性。在乡下，人们从井里取水，周围没有监管机构来监测水中细菌、金属、农药，甚至汽油的含量。你得自力更生。幸运的是，你可以购买家用测试仪器和过滤系统。

2001 年时，砷在媒体上掀起轩然大波。当时，由克里斯汀·惠特曼

（Christine Whitman）领导的美国国家环境保护局，决定放弃将饮用水中的砷含量降低到十亿分之一（10ppb）的原计划。几十年来，砷含量上限的标准为 50 ppb。越来越多的人担心，这会导致膀胱癌和肺癌增多。美国国家科学院在 2001 年 9 月发布了一篇报告，其中指出即使 10ppb 级别也可能不够低。大多数城市砷含量低于此水平，出问题的地区是美国农村。砷是矿产开采的副产品，约有 1300 万美国人受到影响。所以砷虽然是一些人的困扰，但并不是大多数美国人转喝瓶装水的理由。

其实呢，也并不能保证瓶装水就完全不含铅、砷或细菌。事实上，按规定，瓶装水允许含有一定水平的大肠杆菌或粪大肠菌群污染。自来水标准对这些污染物零容忍。美国国家自然资源保护委员会于 1999 年发布了对 103 种品牌的矿泉水的测试报告，指出其中大多数是高品质的；然而，有三分之一的产品中含有的污染物超过国家标准或瓶装水行业指南允许的限度——其污染物包括合成有机物、细菌和砷。其他机构的测试，也得出差不多的结果，如位于俄亥俄州克利夫兰市的凯斯西储大学的口腔学院，在 2000 年的一项调查中指出，大约有四分之一到三分之一的矿泉水污染成分偏高。研究人员发现，57 瓶矿泉水中，有 15 瓶细菌含量是克利夫兰自来水厂的 10 ~ 1000 倍。矿泉水公司可能声称自己的产品不含氯或其他有害元素，但事实并非如此。

矿泉水瓶里到底装的是什么水？国际瓶装水协会（IBWA）估计，25% ~ 40% 在美国出售的瓶装水来自市政供水——就是你的水龙头里流出来的水，唯一区别是过滤不同。一般标签上就会写"过滤水"或"纯净水"，其中著名的品牌是百事可乐的纯水乐。可口可乐也曾经包装出售过滤水，通常，这些产品上都贴着一张幽美山脉的标签，而不是自来水处理厂的照片。有些牛更是吹得没边儿了：Alasika 称自己为"来自阿拉斯加

这才是医学

高级冰川的饮用水：来自最后一片保留地，纯净无污染的冰川水，不含细菌"。FDA 在了解到其水源实际取自公共自来水时，勒令公司修改了标签。

有的瓶装水里灌装的是泉水，如波兰春天（Poland Spring）。井水来自地下水。蒸馏水是纯 H_2O，没有额外的营养价值。矿泉水是指至少含有 250ppm[1] 矿物质的泉水或井水。气泡水则是一种奇怪的产物。这是水中溶解了天然二氧化碳（有助气泡形成的东西）而形成的，但二氧化碳往往在净化过程中会被除去，随后再人工添加相同剂量的二氧化碳包装成最后的产品。如果说这些类型的瓶装水比自来水更安全，那么完全是因为氯含量少。但需要再次提醒你的是，没人敢对这事打包票。"巴黎水"矿泉水，其水源取自法国以外的各种地方，如得克萨斯州和新泽西州。1990 年，其中某个地方不知何故苯含量超标，超标的苯悄悄溜入那看起来很时尚的绿色瓶子。苯是一种已知的致癌化学物质。当然，进入绿色瓶子的苯远远不能致命，更别提致癌了。除非你一天喝个上百瓶"巴黎水"，才可能达到足够的剂量，使你在余生罹患癌症的机率比别人高。"巴黎水"每瓶卖 2 美元，估计你在死于癌症之前，会先死于贫困。"巴黎水"的召回举措，让美国民众对瓶装水的质量产生了一定的怀疑……至少该质疑还是持续了几个月的。

时代已经改变。瓶装水行业充分掌握了人们对市政供水不足、管道老化、水质安全的担心。人们的担心也不是空穴来风。偶尔也有报告会指出，供水中铅或细菌的含量超标。报道没有夸张，只是导致人们开始错误地认为，所有随处可见的自来水都是危险的。瓶装水是自来水一种不错的甚至有用的替代品，特别是在细菌爆发时期。在发生洪灾时，未经处理的

---

[1] ppm，百万分比浓度，用溶质质量占全部溶液质量的百万分比来表示的浓度。

污水可能会混入水库里，导致水处理厂的细菌超标。那时去买 1.50 美元一瓶的瓶装水，似乎是个不错的选择。另一个卖点是瓶装水的味道让人喜欢。不过味道这种东西很主观，不像健康问题（有趣的是，休斯敦市计划在超级市场上出售用自来水直接灌装、没有经过额外过滤的瓶装水。我们对消费者的反应拭目以待）。

有一样瓶装水里没有的东西就是氟化物。氟被加入自来水完全是为了防止蛀牙。这听起来很疯狂，但它的效果非常好。少数自来水中没有氟化物的社区，蛀牙发病率明显较高。许多卫生健康官员甚至认为，氟化供水是 20 世纪最伟大的健康成就之一，与青霉素和疫苗并驾齐驱。有健康的牙齿不仅仅是美容的目标，或是为了嘲笑英国人——有些英国人看起来像是在用糖果刷牙。牙齿和牙龈腐烂可能导致溃疡、癌症及免疫力下降。孩子们特别需要使用氟化物。他们如果不能从水中获得，那么最好使用含氟漱口片或含氟牙膏。

灌装在瓶子里的水，其实际成本最多只有几分钱。自然资源保护委员会的研究报告指出，瓶装水 90% 以上售价，来自于装灌、包装、运输、营销、零售，当然，还有利润。

这才是医学

第五部分

巫医的回归

The Return of the Witch Doctor

医学是最杰出的艺术，但由于从业者的愚昧，以及人们对这样的从业者无知的判断，导致医学是到目前为止所有艺术中成就最低的。

——希波克拉底（公元前 460—前 400）

很多时候，补充和替代医学并没有补充、替代的作用，甚至算不上医学。除此之外，这叫法就没有别的问题了……显然，作为一个社会，有些古老的传统会过时。我们显然不可能再喝山羊尿或接受放血疗法。但为什么我们对其他古代秘方和养生建议心心念念？而这些古方大多基于和喝尿放血同样的逻辑，出自一个大多数人对很多疾病束手无策而早夭的时代。

不要被替代医学的外表所欺骗，自诩推崇放松、运动和健康饮食。这不是替代医学，这是主流医学里的常识。替代医学扯这个，就是为了骗人入门。金玉其外败絮其中，替代医药里，有很奇怪的甚至是致命的东西。如果它有效，就不会再被冠以"替代"之名。

我的瑜伽教练一次被蜜蜂蜇后，有很大的反应。作为一个素食者，他一般寻求草药的帮助，而规避正常的药物治疗。然而，当他在面对脉搏超过 200、呼吸困难的情况时，身处医院急诊室的他，决定放弃茶树油和所有其他荒谬的"替代"治疗，医生不费吹灰之力地说服了他接受肾上腺素的注射。这救了他的命。他现在随身携带肾上腺素和抗组胺药，逢人就说他如何在死亡威胁下，光速放弃替代医学的英明事迹。这道破了事情的本质。传统治疗曾经是唯一的治疗手段。大多数情况下疗效不佳。这就是为什么我们弃其而去。这里没有制药公司的阴谋。不能因为秘方两字听起来很拉风，古老又有异国情调（可能来自平均寿命不长的国家），就开始脑补其神效无比。

你随便在大街上抓个人去问，这人都能明白，伟哥比磨成粉的犀牛角，在治疗阳痿上更有用。伟哥估计可以挽救犀牛濒危的现状。同样，印度——许多替代疗法的发祥地——他们的政府在努力提高社会平均寿命时，也没有依仗传统疗法，也并没有要求更多的檀香蜡烛。今天，替代医学的主要消费者是西方人，他们忘记了前几代人的艰辛生活。

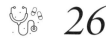

稀释的妄想：
顺势疗法乘 50

26

The Delusion of Dilution:
Homeopathy x 50

　　顺势疗法使用两个基本原则：以毒攻毒和稀释。让我感到吃惊的是，现在顺势疗法在家境富裕、显然是受过良好教育的人中，大行其道。我参观过一个大型、繁华的商店，专卖健康食品和顺势疗法。该店位于波士顿剑桥的哈佛广场，旁边就坐落着几所世界级顶尖大学（哈佛大学也在附近）。我很疑惑的是，它的顾客——无疑是学霸、教授和高级白领——都真的了解顺势疗法的原理吗？

　　以毒攻毒：婴儿皮疹用稀释的毒藤来治疗。发烧时则用能让你发热的草药和根来应对。四肢强直用蛇毒处理。顺势疗法之父德国的塞缪尔·哈内曼（Samuel Hahnemann）在 18 世纪末，确定了人对各种天然物质的不同反应症状，并记录下其可能攻哪种毒、对何种症。哈内曼"以毒攻毒"的理念来自奎宁这种治疗疟疾的药物。健康人如果用了奎宁，会诱发类似于疟疾的症状。于是乎，伪科学诞生了。

　　"以毒攻毒"在本质上没有任何逻辑性可言，而事实也不起作用。而顺势疗法中的"稀释"这一概念，也已经脱离了现实的范畴。哈内曼称之为"无限细分法"，我管它叫作"妄想稀释"。哈内曼认为稀释是顺势疗法到达最佳治愈效果的秘方。毕竟这些个顺势疗法的药，毒性都很大，剂量小会降低其副作用。经哈内曼稀释的药物，基本和水差不多。然而在当时，水似乎比其他更可笑的疗法——放血、吃砷、补汞等，要更来得有效。如此，顺势疗法，一方面它没有害，另一方面其安慰剂效应和身体自愈的能力，让它显得时不时会灵验，于是顺势疗法在当时的社会环境下越来越受欢迎。100 年后，顺势疗法才逐渐日暮穷途。因为人们一方面意识到它并没有真正的疗效，另一方面也发觉他们完全是在花钱买糖水。

20 世纪 30 年代，莫名其妙地，顺势疗法又重出江湖。美国参议员罗亚尔·科普兰（Royal Copeland）是顺势疗法的拥护者，其撰写的一条法规，将顺势疗法豁免在美国 1938 年的食品、药物和化妆品法案监管之外，这就是说，无须提供此疗法安全性的证明。也是，没什么大不了：毕竟它们不过就是水。可惜 1964 年的修正案，对该 1938 年的条款进行了修正，指出治疗必须被证明是有效的。顺势疗法现在德国的主流药物市场上如日中天，而美国也正迎头追赶，他们似乎是嫌弃在碳酸饮料中喝的糖水还不够分量。

你想谈谈稀释吗？看看任何一瓶顺势疗法的药剂，你会在瓶子的标签上看到稀释程度。有的上面写着 30x。在这种情况下，x 代表十。一个 30x 的药剂代表，用 1 份药剂兑 10 份糖水或酒精；再从所得的混合剂中，取出一部分来，再稀释 10 倍。如是往复重复 30 次。根据这个公式，我们最后所得药剂，是一份被 10 的 30 次方份的糖水稀释的药剂。我忍不住重申一下，是 1 : 1 000 000 000 000 000 000 000 000 000 000。这稀释度远远超出此小瓶药剂的稀释能力。物理学家罗伯特·帕克曾在他的《巫医科学》一书中讽刺道，算下来，必须得喝 3 万升的水，才能有机会获得一个药物分子。

更夸张的是，在我所去过的每个顺势疗法的商店里，总会有药瓶上写着 30c 的稀释度。这代表了一份药物以 100 份糖水混合稀释，如此重复 30 次。这就相当于药被糖水稀释了 100^{30} 次方倍或是 10^{60} 次方倍。我就不把多少个零——列给你看了。但转身查查罗伯特·帕克的书，整个宇宙包含约 10^{80} 个原子。根据这个稀释度，你估计得喝下整个太阳系，才能有幸获得一分子的药物。更别提其他 100c 顺势疗法的药了，远远超出了全宇宙的能力。而事实上，超过 24x 就非人力所能及了。

早期顺势疗法的追随者，一次一次埋头稀释药物，而不懂稀释有极限的概念。这个极限就是只剩一个药物分子所需的水量。今天，在阿伏伽德罗常数的帮助下，我们知道如何计算，给定物质中的分子数。其实，现代顺势疗法的医生，完全了解，他们所做的已经超越了稀释极限。他们只是对此完全不在乎。是的，现代顺势疗法生产商完全承认，所售药剂中并不含其真正的药物。他们的歪理是水会以某种方式记得药物分子的形状。这个药物分子不论是液体或药丸形式，水对其的记忆都会持续到被人服用、被身体降解的时候。

更奇葩的是，法国顺势疗法的一个主要倡导者雅克·本维尼斯特（Jacques Benveniste）声称，药物的形状可以被水电子捕获，存储下来，通过互联网传输。终端用户只需一键下载，就能远程用小糖水瓶制造新药。这些本来都不会那么糟糕，毕竟没有人会喝了糖水就上西天。但本维尼斯特的这套鬼话，骗到了韦恩·乔纳斯（Wayne Jonas）。乔纳斯曾是美国国立卫生研究院（NIH）替代医学办公室（Office of Alternative Medicine）主任 [后来这办公室的名字前面加上了"补充"（Complementary）一词，还扩展成了"中心"；但是该处裁掉了乔纳斯，据说乔纳斯去别处"另谋高就"了]。

事实上，NIH 主任会认真考虑接纳这一概念让人细思极恐，因为乔纳斯执掌替代医疗研究经费的钱袋子有四年之久。这个水分子有记忆性的逻辑，意味着所有的水都有治疗作用。二噁英导致癌症，从公共饮用水中清除二噁英，但会留下二噁英的记忆。以毒攻毒再加上高稀释度，对吧？所以得出去除二噁英的水可以治疗癌症。如果水有能力，可以保留对药物的记忆，那简直就是展开了物理学的新篇章。顺势疗法的信徒，现在将魔爪伸向了亚原子粒子和物理学家也尚不能完全理解的奇特量子现象。他们认为，也许记忆就被困在了那里。这是替代医学中萨满的惯用伎俩。他们利用听起来貌似很有道理的现代科学理论，来解释他们的魔法。他们的这个论点其实根本没有逻辑性：量子波动如果可引起亚原子自由出现或消失，那我们岂不是可以穿墙而过。乔纳斯自己也说，需要一堆乱七八糟理论才有可能解释顺势疗法的作用。

如果顺势疗法有效，那么其追随者估计还算有话可说。毕竟，他们说，很多其他传统医学也无法解释其机制，和顺势疗法如出一辙。此话不假，但按理说要证明顺势疗法的功效应该很轻松，可惜并非如此。乔纳斯在他 1996 年和珍妮弗·雅各布（Jennifer Jacobs）合著的《顺势疗法：最全指南，真正的瑰宝》（*Healing with Homeopathy: The Complete Guide, a Real Gem*）一书中总结："目前为止，顺势疗法的研究还比较缺乏，包括理论实验和临床研究。因为顺势疗法的治疗师都忙于救死扶伤，没精力搞科研。"（这群人真是高风亮节，肯定为了勾兑稀释药剂，在加班加点呢。）

乔纳斯在这本书中指出，大多数研究显示，顺势疗法比安慰剂更有效。但实际情况是其差异很小，测试样本量也非常少，很难排除这差异是偶然因素造成的。研究人员只是测量，到底是安慰剂 1 号还是安慰剂 2 号更有效。作者对"大多数"的定义也显然很宽松。关于顺势疗法的负面研究报告一般不会发表，而正面的研究报告的可信性又值得怀疑。比如，书中强调了一篇关于雅各布等人在 1994 年的《小儿科学研究》(*Pediatrics*)期刊上发表的论文，此文章研究了在尼加拉瓜地区，用顺势疗法治疗慢性腹泻的疗效。这项研究现已被证明其诊断方法极其不靠谱（文中所谓的"治愈"仅仅指较少的排便活动，非常主观的判断），而且其结果也没有意义，因为只要给予一定的时间和充足的液体摄入，腹泻状况就会改善。

今天，我们可以用大数据分析，来比较及审视所有已发表的关于顺势疗法的研究。屈什拉（Cucherat）等人于 2000 年在《欧洲临床药理学期刊》(*European Journal of Clinical Pharmacology*)上发表的一篇报告总结得很到位："的确有一些证据表明，顺势疗法疗效强于安慰剂；然而，由于这些证据的可信度不高，其实验方法也并不严谨。严谨的实验更倾向于得出相反的实验结果。"换句话说，越严谨的研究越倾向于认为，顺势疗法只能起到安慰剂的作用。动物研究结果也不支持顺势疗法。也是，因为动物不够聪明不识糖水骗。为什么我们非要努力证明顺势疗法不过就是安慰剂呢？这些顺势疗法，根本与简单、安全、可以治疗拉肚或停止流涕的化学药物没有丝毫的可比性。在治疗过敏或是轻微头疼脑热时，用个顺势疗法还无可厚非。然而在治疗严重的疾病，如麻疹等，推荐顺势疗法就完全是昧着良心了。

除了大放"世界是神秘的"或"水记忆远非我们这些庸人所能理解的"这些厥词，顺势疗法的另一个论调是：高度稀释的物质仍可以对身体造成影响。这倒不是开玩笑，不然为什么我们要花力气监测自来水，保证其中化学污染物浓度要低于一亿甚至十亿分之一。但高度稀释和低于稀释极限是两码事，而顺势疗法则是后者。弄清所有这些不合逻辑的假设和粗漏的研究，显然并不困难，但这也许对乔纳斯而言并不是好消息。在 2001 年 6 月发表在《国际流行病学期刊》（*International Journal of Epidemiology*）上的一份关于顺势疗法研究方式的报告中，乔纳斯及其同事，在文章摘要中的总结陈词部分承认道："补充疗法的试验，往往有方法上的漏洞。其类型随补充疗法的不同而有所区别。"至少在这里他是诚实的。

　　顺势疗法看上去煞有介事，令人着迷，就仿佛一个化学家的角色扮演游戏，自己将药剂一遍又一遍地稀释。摇，摇，摇，稀释。摇，摇，摇，稀释。这本身就有增强安慰剂的效果，因为你正在制造药剂，就像萨满一样。奇怪的是，过去游医用蛇油忽悠的是没文化的农民，而现今顺势疗法却成功地诱惑了很多高学历高收入的"精英"人士。摇，摇，摇。

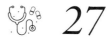

磁性魅力：
磁铁和你的健康

Magnetic Charm:
Magnets and Your Health

磁疗在美国席卷了人们的注意力，正如它曾在 200 年前，未被揭穿之时，亦捕获了法国和奥地利人的芳心。磁铁的诱惑如此强大，极具讽刺意味，因为用于"治疗"的磁铁，其本身的磁性是相当弱的。所谓的"治疗"磁铁，其磁力并没有足够的力量穿透装磁铁的盒子，更不用说你的皮肤了。其磁场在你皮下压根就消失无踪，这就是为什么物理学家罗伯特·帕克开玩笑地称他们为"顺势疗法"。我感兴趣的则是，它和顺势疗法的另一个相似之处：磁铁并不便宜。最富有的美国人身先士卒，慷慨解囊。我曾经在旧金山渔人码头，买个价值 5 美元的冰箱磁力贴做纪念品都要纠结半天，而所谓的医用磁铁竟然可以卖出 100 美元的天价。

磁疗基于一个简单的错误理论：富含铁元素的血液会被磁铁引导，从而改善血液循环。你血液里的铁，被锁在血红蛋白分子中，实际上对磁铁有略微的排斥性。当然，你如果成天在身上固定的地方，佩戴一块磁铁，也会观察到那个区域皮肤发红。这是因为有一块金属正绑在你手臂上。这块磁铁不会导致血液涌入附近区域，你皮肤泛红完全是因为一大块金属的重量和其压力导致的。

如果磁铁对血红细胞有如此强的吸引力，那么人如果做核磁共振（MRI）检查的话，就立即会被杀死。MRI 是一种针对体内软组织成像的技术，这种机器会产生强大的磁场。你肯定见过这些先进的 MRI 设备——庞大、白色的仪器，病人躺在其工作台上，被缓缓送入圆形的中央孔道。你也许也曾听说过，在 2001 年有个可怜的小孩因为 MRI 而身亡的故事。那时不知何故，一个未被固定好的灭火器，暴露在了 MRI 的磁场中，彼时有一名儿童正在接受 MRI 扫描。这个 10 多千克的大金属块飞过房间，砸碎了孩子的脑袋。如果磁铁对血液流动的影响可以如此之大，而 MRI 的力量能够让灭火器变身为导弹，则 MRI 也肯定会让身体里脆弱的血管爆裂开来。

　　退一万步说，即使磁铁可能会影响血流量（其实并不会），能让你在"新时代"商场里买到的磁铁，其磁场肯定不会强到可以渗透你的皮肤。这很容易测试，你可以拿一块磁铁，看看它能否把一件衬衫吸在冰箱上，十有八九不能。你的皮肤绝对要比衬衫厚多了。你可以再拿一块磁铁，把它裹在尼龙搭扣里，看看还能不能再吸起一个回形针，十有八九亦不能。是人都不禁会疑惑，如此弱的磁性怎么可能对身体有所影响？一些"磁疗师"声称，磁铁改善了人体内"气"的流动，所谓的气，指的是生命能量流转，气通则血畅。理疗师们立刻打蛇顺杆上，如同找到了救命稻草一般。可是如果磁铁可以影响所谓的气，那么我们岂不早就能用其来测量气？而气至今还停留在一个抽象的概念。尽管如此，体育界仍成了磁疗的裙下之臣。磁力鞋在高尔夫专卖店售价超过 100 美元（天打雷劈时，绝对可以保你一"击"即中）。这里的逻辑是，磁铁可以把血液吸引到脚下，如是可以改善循环，缓解疲劳。你开了 10 千米的高尔夫球车，脚一定很累吧。曾任迈阿密海豚队的四分卫丹·马里诺（Dan Marino）声称，在他脚踝骨折时，磁力在伤口愈合过程中起的功劳不小。体育教练会把磁铁绑

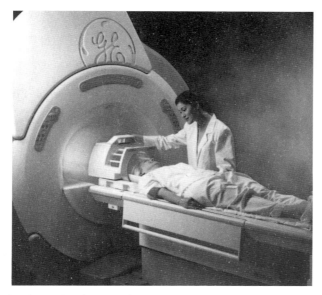

来自治疗磁铁的磁力不能穿透皮肤，即使能穿透，也不会对血液循环产生影响。来自 MRI 机器的磁力，强于治疗磁铁数百万倍，都不能吸引血液，改变其流动。图片由 GE 医疗系统提供

在运动员身上各个部位，以期可以减少肌肉疲劳、治愈骨折或单纯加速恢复。美国治疗磁铁的年销售额预期为 2 亿 ~ 5 亿美元不等，远远超越 1990 年的几百万美元。

医院中的脉冲电磁场，可以有效地加速骨折的缓慢愈合过程。这些脉冲是由复杂的电子设备产生的，而不是靠冰箱磁铁就行。磁疗行业所依仗的不过是，得克萨斯州贝勒医学院的一项小型试点实验。其研究结果发现，在有慢性膝盖痛的病人中，与安慰剂相比，佩戴磁铁在减轻痛感方面略略胜出。论文的作者指出，这只是一项试点研究，其目的是为了探寻是否值得进行更大规模、设计更为严谨的实验来研究磁疗疗效。而随后，其他研究证明了，佩戴磁铁在伤口愈合过程中，不起丝毫作用。

与顺势疗法在某种程度上受到小部分医学专业人士欢迎的情况不同（似乎其支持者总是同样的五名科研人员），磁疗及其姐妹——水晶疗法则一直不受主流人士待见。没有声名赫赫的研究人员发声支持磁疗或水晶疗法。在《磁疗实用指南》（*The Practical Guide to Magnetic Therapy*）一书中，作者彼得·罗斯（Peter Rose）写道，"失落的亚特兰蒂斯王国，曾使用水晶放大磁力能量，来为整个王国供能"，但显然，那点能量没能使城市成功运转。美国联邦贸易委员会（FTC）于1999年起，开始针对磁疗广告展开行动，禁止了得克萨斯州的磁疗治疗技术公司发布虚假广告。此公司曾宣称，其磁疗产品对癌症、艾滋病、糖尿病、关节炎等几十种疾病均有疗效。位于纽约的"痛必停"诊所宣称，它的磁疗技术可以帮助治疗感染、器官和循环系统疾病、肌肉及关节问题，以及痢疾等相关病症。此项推广行为也被相关部门禁止。

磁疗的历史与磁铁的发现一样古老。诚然，磁性似乎是一种神奇的力量，毕竟磁铁可以凭一己之力举起火车（磁悬浮车）。你会想当然地觉得，磁铁一定也会对身体有举足轻重的影响。这的确不是不可能。但任何搁在零售店寄售的磁铁，无论是其种类还是其磁力，都和能影响你身体的那种相去甚远。维也纳的弗朗茨·梅斯梅尔（Franz Mesmer）是首批利用磁疗来愚众的骗子之一［"着迷"（mesmerize）一词就出自他的名字］。在17世纪70年代末期的巴黎示威游行中，电磁学权威本杰明·富兰克林逮捕了梅斯梅尔，并协助组建了一个委员会专门负责调查梅斯梅尔。其结论就是，梅斯梅尔是一个欺诈犯，并将其驱逐出境。今天，你仍然可以在专营奇幻异域商品的零售店，布鲁克斯通，以及其他那些所谓的科学技术公司，找到磁疗设备的踪影。富兰克林呢？新时代呼唤您！

扭转乾坤：
阿育吠陀疗法风云再起

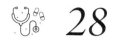

28

Reversal of Fortune:
The Viability of Ayurveda

爱情之夏 30 年后，美国再次迷上了所谓的"大师"。阿育吠陀，一个几乎被遗忘的古印度教治疗艺术，在现代又开始涅槃重生，吸引了越来越多富裕的西方人，许多人为了所谓的草本神药和参加各种永葆青春的研讨会而慷慨解囊。往好里说，阿育吠陀至多不过是一种健康的生活方式，宣扬素食、瑜伽和放松。往坏里说，阿育吠陀集假药、占星术、宝石疗愈、预言术、咒语和人体体液学说等伪科学于大成，通过欺诈和利用人们的天真骗取了上百万美元。

著名的马哈礼师（Maharishi Mahesh Yogi）以"大师"之名短暂地迷惑了披头士乐队的成员之后，声名鹊起，于 1980 年一手推动了超觉禅定运动，作为现代阿育吠陀的分支而兴起。其发展到今天有很多变种。新墨西哥州阿尔伯克基阿育吠陀学院院长瓦桑特·拉德（Vasant Lad）推荐的阿育吠陀派系，强调草药、精油、焚香和星座。畅销书的作家迪帕克·乔普拉［Deepak Chopra，著有《永驻的身体，永恒的心灵：衰老的量子替代品》（*Ageless Body, Timeless Mind: The Quantum Alternative to Growing Old*）］强调积极地思考，推荐一种身心合一的静坐形式。与其他的替代医学支持者一样，许多阿育吠陀的业内大师积极向人们推销他们认为有用的产品，所谓有病治病，没病保健。就比方，马哈礼师"大师"就生财有方，经营着一个商业网站（http://www.maharishi.co.uk），贩卖各种有机食品、精油、壮阳药、书籍，等等。乔普拉医生出自西方教育系统，曾任新英格兰纪念医院的秘书长，于 20 世纪 90 年代末，推出了 25 000 美元一节的天价线下讲座，并通过网站和新时代商店，销售其讲座相关视频。这些针对上层阶级的讲座和视频声称，阿育吠陀甚至可以帮人提升打高尔夫球的技巧。很多不治之症病人痊愈的例子，常常被阿育吠陀大师利用，来为其疗法作佐证。

那么究竟什么是阿育吠陀，它又是如何能让你在高尔夫球场上大发神威的呢？阿育吠陀的核心理念是，身体由三种"生命元素"所组成，称为瓦塔（vata）、皮塔（pitta）和卡法（kapha）。与欧洲四大体液说或远东的阴阳哲学一样，你必须保持三大元素力量的平衡（这在医学上就相当于白说）才能让身体协调健康。例如，不平衡的瓦塔可能会导致便秘、关节炎和其他看似完全不搭边的病症。阿育吠陀的大师通过把脉来了解瓦塔、皮塔和卡法的水平，然后按此制定配套的食疗、草药和咒语等，帮你恢复健康。在他们看来，感冒不是病毒引起的，而是身体失衡导致的。癌症亦不是由污染物本身引起的，也是身体失衡所导致的。这就是为什么重塑平衡就能治愈身体的疾病。美国华盛顿州阿育吠陀科学院院长维伦德尔·索迪（Virender Sodhi）曾说："大自然之智慧在我们身体内生生不息地流动，一旦中断就会导致疾病。当我们打破这个自然规律，又不能使其及时回归正常时，我们就会生病了。"行星的相对位置也很重要。据瓦桑特·拉德说："每个星球都是与特定的身体组织有关。火星，红色星球，对应血液和肝脏。"金星，你可能已经猜到了，对应阳痿。以及等等关于细菌的一套理

这才是医学

论，我们就不在此赘述了。

相信这些阿育吠陀专家所宣称的理念，就等同让人们回到对疾病成因还一无所知的年代，亦即相当于穿越回萨满时代。不管他们说得多么天花乱坠，阿育吠陀医师都无法诊断糖尿病、溃疡或肝硬化等疾病。据悉，从业人员可以在人手腕处把到多达 15 种不同类型的脉，然后将不同的脉象对应六种不同器官的功能。但是在严格控制的科研环境中，这些传统治疗者并不能证明自己能做出正确的诊断。似乎脉诊只有在没有规范诊断工具的情况下，才是 100% 正确的，因为没人能证明其是误诊（阿育吠陀术一旦受到质疑，那些严肃的从业者就会告诉你，科学证伪过程会干扰他们与病人的心灵沟通）。退一万步说，假设诊断无误，无论恢复平衡具体代表何种含义，也不是疾病痊愈的原因。再退一万步，假设恢复平衡是有益的，你恢复平衡所依仗的草药、香氛与占星术也是问题重重的。

阿育吠陀治疗重现于世，对所有现代 20 世纪的医学成就都是一个威胁。你若光把阿育吠陀那套用在自己身上，大伙也不能说什么。但我们不能拿孩子开玩笑。阿育吠陀的治疗指南，也提供了细菌和病毒感染的治疗方案，如腮腺炎和麻疹等。但从古至今，儿童，包括那些印度儿童，因感染以上疾病而致死的，不胜枚举。治疗这些疾病对于现代医学来说却非常轻松。一旦你戳破了阿育吠陀理论的表象，就会发现，这种治疗手段本身就是诡异的，而且具有潜在危险。若只惊鸿一瞥，阿育吠陀生活方式强调适度，不要贪吃无度。这条建议无毒无害，甚至算是金玉良言。阿育吠陀也宣扬积极地思考，这点也很好。诚然，积极的态度可以使病人感觉良好，从而对身体康复有辅助作用。但是没有任何研究结果显示，光靠积极的态度就能预防或治愈疾病，而抑郁症患者中也没有更高的癌症发生率，也从侧面证明了这一点。再深挖一层，人们会发现阿育吠陀也提倡芳香和草药疗法。有些草药的确可能有药用价值，但大多数仍然未经检验。在被测试过的那些草药中，有些对健康没有任何影响，而其他一些，如卡瓦胡椒（kava kava）则可能致命。有些阿育吠陀方剂是一些草药和真菌的特定组合，其确切成分仍然是商业秘密。再继续深挖——随便挑一本阿育吠陀的书，人们会发现一个令人不快的事实——一些方剂中不乏动物尿液和粪便的身影。为何不呢？这本就是一个古老的方子，在悠远的古代，人们并没有细菌的概念。阿育吠陀预防和治疗白内障的方案是，刷完牙刮过舌苔后，把嘴里的东西啐到一杯水中，然后用这种混合液洗你的眼睛。据《美国医学协会期刊》报道，阿育吠陀疗法可以引发幻觉、焦虑、抑郁、失眠和胃肠问题，其中相对安全的治疗，是宝石理疗和祈祷。祈祷可以通过念咒语，或者是举行一种叫 Yagya 的仪式来完成，唯一的缺点是它们价格昂贵，需花费数千美元。再继续深挖，在阿育吠陀没膝的烂泥里仔细翻找一下，人们就会发现许多阿育吠陀拥护者，如白宫补充替代医学委员会主席、来自乔治城大学的詹姆斯·戈登（James Gordon）博士等，都是这一疗法的追随者或支持者。

　　一篇篇刊登在光鲜亮丽的新时代健康杂志上，介绍阿育吠陀的文章中，估计不会详细阐述以上的细节。相反，粗粗听来，阿育吠陀反而会让人觉得高深莫测且令人兴奋，因为它可能用量子物理学的概念，来解释为何冥想、积极的态度和阿育吠陀草药可以治愈疾病。显然，量子物理与阿育吠陀之间没有任何真正的联系。量子是人们用来故弄玄虚的，听起来很高智商，你在劣质的科幻小说片段里也能看到类似的说辞："提高阿尔法质子能量罩，这颗星球在释放强大的伽马力量！"阿育吠陀里所谓的量子愈合，其理论依据就是，身体是由无数的原子组成，因此具有无限的能量潜力（此处通感一下核聚变）。器官也是由原子组成的，并以特定的方式

　　　　　　　　　　　　　　　　　　　　　　　这才是医学

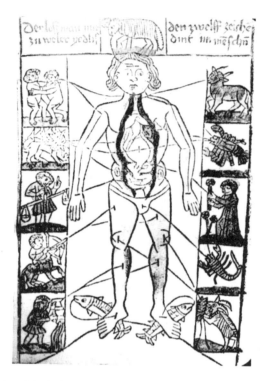

阿育吠陀的治愈理论,是把身体不同部分关联到各个占星符号中。在中世纪,这个想法就是错误的,现如今,毫无疑问仍旧是错误的。图片由美国国家医学图书馆提供

振动。当原子振动不同步时,人会生病,具体表征就是瓦塔、皮塔和卡法的失衡。思维或某些草药,可以使这些原子振动恢复到原有频率。思想也可以通过释放原子能而逆转衰老过程。任何物理学家听了都会告诉你,这全部都是胡说八道。思想可医治身体疾病,这无凭之言十分深入人心。

阿育吠陀的支持者会争辩说,没有一个人因为阿育吠陀治疗而导致死亡,而却有不少人死于常规药物、疫苗或手术。这个愚蠢的逻辑忽略了无数人,特别是印度的儿童,他们因为缺乏适当的治疗,而被麻疹甚至慢性

腹泻等这样简单的疾病吞噬了生命。当你信任阿育吠陀的支持者时，你也会轻信任何一个声称是自己能够漂浮、会读心术、预言未来的人；轻信声称通过冥想就能减少犯罪或阻止战争的人；或轻信声称自己能用祝祷、牛粪和口水治愈伤口的人。

有趣的气味：
芳香疗法

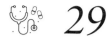 **29**

Something Smells Funny:
Aromatherapy as a Cure

气味确实有时影响很大，尿液和垃圾的气味可能引起骚乱，香茅可以用来避虫。但香氛可以治愈疾病？绝对不行。这是芳香疗法开始误入歧途的地方，气味唯一的疗效，最多不过就是帮助你放松。

芳香疗法的一个问题是，用处也太宽泛了，许多正儿八经的芳香治疗师都可以证实这点。剃须膏、口红、眼罩、蜡烛、按摩精油、香氛精油、口服精油……这一切都被认为是芳香疗法。芳香疗法的另一个问题是，认证过程太过简单轻松。很多人只需要花上一点儿小钱，一周时间就可以拿到官方证书。这种低准入门槛，导致太多骗子自称是芳香治疗师。其中一些得到认证的芳香治疗师，对气味科学毫无概念，更别提基本的科学素养了。他们只是买卖香氛的"倒儿爷"。他们卖起香氛如同推销菜谱一样，常常用这样的说辞，"下一步，该如何如何配比"，或者"据某配方指示该如何如何做"，等等。

芳香疗法的奇怪前提是，精油是由植物的精华或灵魂提炼而成。它们能让你的身体恢复平衡，而平衡则是替代医学的共同主题（无论是阴阳平衡还是中世纪欧洲四大体液的平衡）。芳香疗法的"重要原则"，认为植物的外观和气味决定其药用效果。看着有点儿丑的植物，有强大的力量；紫色则代表温柔，因此紫罗兰色的精油有让人平静的效果。这让人不禁想起顺势疗法，致命致瘫的蛇毒，不是也据称有减轻肩膀僵硬的功效吗？这完全是一些穴居人的逻辑，"太阳能点火；我也能点火；我即太阳"。香气据说会引起情绪波动，这些说法都无法被证实——什么檀香会提高你的信心，薄荷让人摆脱负能量，广藿香让人向往和平。讽刺的是，野生的广藿香还常生长于经年战乱的中东。

科学小实验可以让人看到，香气中的化学物质是如何影响鼻子和肺部的，以及是如何激发体内一些化学物质分泌的。在专业的芳香疗法杂志上，你会看到这样的说辞："因为这样这样，所以制定了这样这样的精油配方，对症 x、y 和 z。她也表示，这对于 a、b 和 c 也是有所疗效的。"这种杂志上从不提任何能验证此类说辞的科学测试。该测试很容易执行。只需要两组人，一组闻香氛，另一组闻别的东西。为什么不这样做？因为芳香疗法师的训练只有一周，根本无法论及此处，他们对科学验证的方法绝对毫无概念。

在这类书和其他类似的书中，你会看到一些貌似很科学的东西……注意貌似一词。首先，有一个植物的临床描述和其拉丁名字；接着再掰扯点儿历史，从这个植物榨取出来的精油，在中世纪就被用于做这样或那样的事，美洲原住民用它来治疗 x 和 y。然后听众就会开始觉得，哟嚯，这油听起来好像有点儿用。接下来，如果是一本"更高级"的芳香疗法书籍，你还能看到这植物的化学成分，精油中含有一定比例的酒精、酯，以及一些你从来没有听说过的物质，或许还含有一两种维生素。接下来，你会看到其使用方法——也许是燃烧或是按摩，将它滴在身体表面，任何你需要治疗的部位。最后，你会读到，此精油有着这样那样的额外好处，通常是

这才是医学

一些与时俱进的症状，如哮喘，看电脑引发的干眼症或鼠标手等。而精油的这些所谓疗效，通常找不到任何科学研究数据来支撑。

你越深入了解芳香疗法，越会发觉，这个领域充斥着为花香所惑、反科学的逐利者。因为很多书，是由缺乏正规医疗训练的妇女写的。男人们一起享受芳香疗法，因为这是他们妻子的主意，而且做起来也不是太麻烦，也不需要放弃啤酒或出门锻炼身体。香气治疗也具有性意味：神油、按摩、蜡烛和轻柔的音乐。

芳香疗法不一定是个笑话，通过皮肤或舌下摄取某些精油肯定会对人体有一定的效果。然而，这更像草药疗法而不是芳香疗法。蒸汽香薰可以通过鼻孔吸收，然而这更像雾化疗法而不是芳香疗法。大麻散发一种独特的气味，能诱发人进入某种精神状态。某些化学物质的蒸气可以致死，鼻子是化学物质进入身体的常规通道之一。然而，今天特指的芳香疗法不是通过呼吸系统来输送药物。这里所说的芳香疗法，本质上只关心气味，说

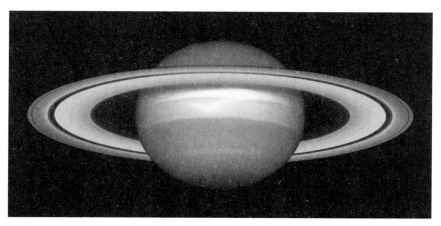

芳香疗法治疗基于与行星的相对位置。想要你的茉莉花精油有效果？这取决于土星正在做什么。
感谢 NASA / 哈勃望远镜提供图片

白了和香水异曲同工。

　　令人最疑惑不解的是，为何美国人会选择相信"某一种"芳香疗法而不是其他的。和几个世纪之前不同的是，芳香师再也不能把蝾螈的眼睛卖给想摆脱驼背的病人，有"健康意识"的美国人会觉得那太愚蠢了。香薰仍然缺乏科学依据，主要是因为芳香师自己——迷失在一个充满逸闻轶事、能量流动、和谐平衡以及迷信的世界中——尚未建立起一个完整体系，来测试方剂的疗效和安全剂量。

令人窒息的潮流：
吸氧——究竟多少才算过量

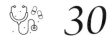 *30*

Suffocating Trends:
Oxygen—How Much Is Too Much?

　　让我们从刺鼻的芳香疗法中跳出来，现在来谈谈氧气。补充额外的氧气（O_2），已经成为一种新的健康流行趋势。有的商家声称瓶装水里溶解了氧原子；也有卖氧气罐的，以高昂的价格给他们的客户提供可以吸 10 分钟高纯或接近高纯的氧气（相较空气中 20% 的含氧量而言）。演员和著名的大麻爱好者伍迪·哈里森（Woody Harrelson）在好莱坞开了一家氧吧。我知道你在想什么："伍迪·哈里森！我最爱他在《天生杀人狂》（*Natural Born Killers*）里演的秃头杀人狂魔。他肯定对呼吸系统有不少了解。"呃，无论你相信与否，伍迪估计对此并没有什么研究。

　　我们需要额外吸氧气，这概念是荒谬的。躺在医院与死亡做斗争的病人，有时需要逐步增加吸氧量，那是因为他们肺部受损，不能正常工作。虽然医生有时会下达指令，让病人暂时吸氧，但是吸氧过度是危险的。氧可能产生血液毒性。成人肺气肿、慢性哮喘或慢性支气管炎的病人不能吸入纯氧，因为纯氧会使体内二氧化碳含量过高。早产儿由于肺部发育不足，无法自主将氧气输送到血液里，所以会需要进行吸氧治疗，但如果吸入的氧气浓度过高，则会导致失明，又称早产儿视网膜病变。史蒂维·旺德（Stevie Wonder）就得过此病。此外，氧气可能是每个人面临的最终杀手，通过氧化过程，让人的身体从里开始慢慢腐烂。人体对地球表面的大气层适应良好。在地表，空气约含 20% 的氧气、75% 的氮气和 5% 的其他微量气体。血细胞在离开肺部时基本处于近饱和的状态，其 97% 的血红蛋白已满载氧气分子。吸更多的氧气没有任何意义。

而且无论如何，含氧的瓶装水，也不可能通过喉咙和胃，向你体内输送任何氧气。这从生物学、生理学的角度来说，都是不可能的任务。氧气水就是一个大骗局，下面会详述。使用氧吧也一样愚蠢，人们在里面吸氧，每分钟要花费约 1 美元。呼吸公司（Breathe, Inc.）是少数几家想靠着氧吧一夜暴富的公司之一，他们向人们兜售氧气机。呼吸公司的宣传口号是"吸吸更快活"。他们很喜欢这个口号，为此还注册了商标。如你所想，贩卖氧气一定是困难重重。事实上，呼吸公司也炮制了一份宣传手册，试图指导那些氧气吧的吧主。手册里罗列并回答了一些他们的客户或投资人可能会问的问题，其中我最喜欢的是："呼吸纯氧是否有危险？"其答复："大多数医生认为，以及最近美国肺协会给出的指导意见是，如果使用鼻插管，使用时间很短（少于 60 分钟），则可能没有风险。吸氧时间过长（超过几个小时）会对肺部造成刺激。"这就不禁引人发问了，如果最终可能会有害的话，为什么一开始还要去吸氧呢？

在氧吧，客户用小面罩来覆盖鼻子和嘴巴。面罩通过软管连接到氧气罐。然后饥渴的客户就打开开关，开始按分钟付费，大口吸入。不少人传言，呼吸纯氧气可以清洁你的鼻窦，让你思维更清楚，让你更加警醒，帮助你呼吸得更顺畅，治愈偏头痛，等等。这些传言的真实性都有待考证，哪怕是关于帮助呼吸的那部分。无论你在《星期一足球夜》节目中看到什么，运动员坐在长凳上慢慢地深呼吸，效果也一样好。如果你想更清楚地思考或是

　　　　　　　　　　　　　　　　　　　　　这才是医学

减轻头痛，也许最有效的方法就是别赶时髦去那些昂贵的、音乐声又大得离谱的流行音乐酒吧，还有，不要像个傻瓜似的通过氧气面罩呼吸。

氧化水业务完全就是欺诈行为，而美国联邦贸易委员会（FTC）也开始对其进行打击。首先，里面据称含有维生素欧（O），每盎司卖10美元。几年前，《今日美国》（USA Today）报纸刊登了一幅全版广告，让维生素欧的经销商之一，罗斯·克里克健康产品（Rose Creek Health Products）惹上大麻烦。厂家宣称，维生素欧是"溶于蒸馏水和生理盐水中的一种稳定的氧分子"。广告听起来很耳熟，很像来自替代医学／蛇油世界的经典出品：更多的能量，更好的专注力，永别感冒和流感。广告也采用了氧气卖家常用的一种策略：暗示（胡说）地球大气层几千年前含有更多氧气，空气污染导致氧气含量下降。这些都还是小问题，把这则广告推上风口浪尖的是这段陈述：这种含氧水技术被用于航天飞机，以确保宇航员在太空中能获得足够的氧气来保持健康。FTC在美国地方法院对罗斯·克里克（Rose Creek）和另一家做出类似声明的经销商"生命之杖"（The Staff of Life）提起诉讼，法院随后勒令他们撤下虚假广告。

然而，这里有更多的氧气卖家开始将含氧水推销成运动饮料，宣称其水可以将氧气输送到人体内，并让人恢复巅峰状态。智能水将帮助你思考时思路清晰。据此广告称，"千禧牌"氧气冷却器可以使水中溶解的氧气比普通水多600%。当然，当暴露于室温常压时，大部分氧气就会起泡溢散，但根本没必要和这些公司掰扯这个基础物理学原理。我们只要知道，人类压根不能从吞咽下肚的东西里吸收氧气，连鱼都做不到这一点，它们通过鳃过滤水呼吸。深呼吸一次得到的氧气，比喝含氧水要高出几个数量级。据美国物理学会的罗伯特·帕克估计，人必须得坚持每隔25秒喝下一升的含氧水，才能获得1%氧气增量，这还得是在你不撒尿的情况下。如果有朋友还坚持认为含氧水可用，我建议他干脆跳进氧化水池里，试试看自己到底能不能水下呼吸。

为何会允许公司推销这种产品？1994年的《膳食补充剂健康与教育法》规定，"纯天然的"产品不需要进行安全性或有效性测试。只有当它上架后造成健康问题，美国食品药品监督管理局（FDA）才可以从市场上取缔这种产品。维生素欧就是盐水，它不能伤害你的身体，唯一能伤害的，只有你的骄傲和钱包。于是乎，监管的责任就只落在FTC上，而FTC能做的就是监控虚假广告然后向法院投诉。

另一个关于"氧"的有趣话题是臭氧（O_3）。学界曾为臭氧对癌症或艾滋病有无疗效进行过激烈讨论，其治疗方式是利用臭氧气体过滤人体的血液系统。就癌症而言，这是基于对癌症的一个错误理解，人们曾误以为癌细胞喜欢低氧环境，认为在此环境中有利于癌细胞繁殖分裂。因此，癌细胞周围如果充斥着臭氧，会窒息而殂。此理论是错误的，因此治疗也是无效的——但一些非主流的癌症权益倡导者坚持认为，世界各国政府、医院和药品公司暗度陈仓，为了利益合谋将便宜的臭氧疗法逐出了主流市场。他们声称臭氧是灵丹妙药，可以药到病除。臭氧固然可以杀死水中的细菌，但在人体内英雄无用武之地。

臭氧可以在体外或试管中杀死人类免疫缺陷病毒（HIV）或艾滋病毒（AIDS），它能在体内也有同样的效果吗？可悲的是，不能。医生还在继续研究，希望将来能够利用便宜又易得的臭氧来进行艾滋病治疗。这项研究是德国医生在主导。这个想法倒也不是异想天开，但是同时，其前景也不是一片阳光灿烂。

第六部分

冒险去

Risking It All

人与动物的最大区别可能是，人拥有服用药物的意愿。

——威廉·奥斯勒男爵（Sir William Osler，1849—1919）

科研界一直在调侃（或为其困扰）：为什么有人一边在小风险面前冷汗淋漓，一边却甘之若饴地做着高风险之事。这些例子真是无穷无尽。人们滑雪、玩滑雪板和参加极限运动，但在美国立法，禁止引进欧洲的生牛奶及奶酪制品，因为每年有6人因食用其而致死。人们要求环保组织降低食品中农药的含量，因为人们错以为其和儿童癌症率的上升有关，但人们对每年数千名遭枪杀、意外或谋杀的儿童却无动于衷。人们要求空气更清洁，从而尽量减少肺部疾病的风险，但世界上超过25%的人口有烟瘾。人们对杀虫剂带来的死亡风险（百万分之一的数量级）忧心忡忡，却并不关心车祸带来的死亡风险（百分之一的数量级）。如果人们注意控制饮食和适度锻炼，超过四分之三的心脏病、中风、糖尿病以及许多癌症是可以避免的，或可推迟发病数十年。这些都是大杀手，有着真正的风险。

31

有毒复仇者：
毒性中的科学

Toxic Avenger:
The Science of Toxicity

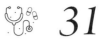

一切东西都是有毒的，的确如此。即使是水也有毒，太多了就可能杀死人，比如溺水。毒性取决于剂量，量过大——无论是盐、橘子、二噁英等——都会对人造成伤害。毒理学的本质就是确定安全剂量的范围。

工业生产中有一些致命的溶剂和副产物，如二噁英、苯和氯乙烯。我们通常称这些化学物质"有毒"，实际上也的确如此，不过它们需要在达到一定的剂量以上才有毒性。一个苯分子溶在 10 亿水分子中，不能被称之为有毒。事实上，它是完全无害的，1 比 100 万的配比就很夸张了。诚然，与乙醇（酒）或氯化钠（盐）相比，苯在低浓度时，就具有毒性，甚至可以致命。苯的毒性超过乙醇 100 万倍。但是你知道每年死于酒精中毒的人比苯中毒的多多少？你可能已经猜到了，那多得可不是一星半点。那么什么才是更危险的化学品？一位出生在 16 世纪的瑞士医生，即毒理学之父帕拉塞尔苏斯（Paracelsus），认为"剂量决定毒性"。

问题的关键是，剂量多大才算大，而这就是毒理学家的责任了。毒理学家通过一系列动物实验（一般在老鼠身上）来确定化合物的安全水平；找出哪种剂量可以致命；又有哪种剂量能导致亚致死，也就是半死不活；

以及哪种剂量是可逆的，也就是回天有术的。他们同时也要研究此化合物是否能导致癌症、基因突变、神经损伤或其他后果；跟踪化学药品的代谢途径，弄清楚其最后是否能通过排泄或呼吸被排出体外，还是会储存在脂肪或骨细胞中。他们还得考虑不同体质对化合物的敏感性有高低差别，推算体重、物质释放速率、释放途径以及半衰期对其毒性的影响。需要评估使用该物质的必要性，是药用呢（对高风险有一定容忍程度）还是民用商业生产（对高风险零容忍）。

复杂不？现在我们来看看，为什么从工业界表现来看，会觉得二噁英很安全，仿佛你的早餐麦片含有它，也问题不大，而绿色和平组织和热心的环保团体则声称，二噁英在任何浓度下都不安全。所有这一切都取决于，你如何解释动物和细胞实验的实验数据，这些研究中，数据分析很复杂。例如，人类可以安全地摄取铜元素，只要其浓度不高于百万分之一的数量级。这个数量级对藻类来说是致命的（然而，藻类需要铜元素完成繁殖，只不过需要量在十亿分之一的数量级！）。只用动物研究铜元素，用其预测人类的安全剂量，会产生很大偏差。

在动物身上，二噁英是已知的致癌物质。如果豚鼠接触到二噁英，只要每千克体重几微克的剂量（1微克是一个葡萄干重量的十亿分之一），就足以杀死其中的一半。大家可以比较一下，要杀死同样多的老鼠，则需要一毫克（1000微克）的尼古丁或100毫克滴滴涕（DDT）。二噁英绝对不是讨人喜欢的东西，对人类有害吗？当然，在高浓度时。那么二噁英在一般自然环境中的浓度，对人类有害吗？那些沉积在肉和乳制品中，甚至包括Ben & Jerry's冰激凌中的二噁英呢，有害吗？这是一个复杂的问题。

环保署还没有将二噁英列入"已知人类致癌物质"名单内。相反，二噁英被列在"可能的人类致癌物"名单上，估计其可导致每年增添500多例癌症。尽管到处都在说，二噁英是"已知最具毒性的物质"，但鉴于太阳光比二噁英引发的癌症更多，此说法很难获得支持。就分子和分子比的话，会引起肉毒中毒（罐头食品中毒）的肉毒杆菌比二噁英的毒性至少高出上百倍。毒芹和河豚毒素对人也不是很友好。而且，据我们所知，酒精杀死的人，比所有死于"高毒性"化合物之人的总和还要多，尼古丁除外。

然而，我们不能放着二噁英不管，因为剂量决定毒性。二噁英的问题是双重的。首先，它无处不在。大部分二噁英源于塑料、垃圾中的有机物、汽车尾管材料等的燃烧，以及森林火灾。此物质在空气或土壤中不容易被降解，而是原样沉积在草地上。奶牛吃草，二噁英就会沉积在它们的脂肪细胞中，所以富含脂肪的牛肉和牛奶，都含有二噁英。脂肪含量越高的产品，如 Ben & Jerry's 冰激凌，含二噁英越多。我们人类爱食脂肪，所以我们通过吃牛肉和喝牛奶，吃下几年前我们烧掉的垃圾，然后将其存储在自己的脂肪细胞中。剂量虽然很小，但却有增无减，因为我们身体可以存储高浓度的二噁英。

关于二噁英的另一个问题是，虽然此物质抑或不会导致人类癌症，但它可以导致其他健康问题及环境问题。排放到水中的二噁英可能导致鱼类、两栖动物和爬行动物——从五大湖地区的青蛙到沼泽地的鳄鱼——生殖系统发育不全，甚至性别被改变。其数据并不能带来很确凿的结论，但是肯定值得人警醒（然而认为二噁英会导致男性精子数量下降、增加男性睾丸癌和女性乳腺癌发病率的想法，似乎毫无根据）。毒理学家综合所有这些信息，他们知道二噁英尚未能使人类癌症显著增加。但正如藻类一样，铜浓度略有增加就会导致死亡，当二噁英水平较高时，人类可能会深受其害。毒理学家通过评估代谢途径和排出方式得出，二噁英通过食物进入人体，并无法被排出体外。然后他们会考查二噁英的源头，论其必要性：塑料于人类不可或缺，也是二噁英最主要的出处。漂白纸张则是二噁英的另一个源头，而漂白纸张则对人类生活并没有那么重要的影响。称职的毒理学家向环保署汇报，随后环保署做出决定。

美国国家环境保护局（EPA）虽然仍然无法将二噁英，像酒精、砷和石棉那样，划分到"已知人类致癌物质"那一类，但从 1980 到 2002 年，在环境保护局的压力下，二噁英排放量减少了 90% 以上。城市垃圾焚烧在 1980 年造成了约 18 斤二噁英的年排放量，而其后此数值下降到每年只有 14 克。医疗垃圾焚烧所排放的二噁英，从 2.5 千克下降到 7 克。这些举措都大大减少了二噁英的年总排放量。人们说，绿色和平组织的奔走呼告、无休止地抗议，推动了 EPA 的相关决议。绿色和平组织将继续战斗下去，向造纸厂抗议，以及谴责整个社会对纸张的过度浪费。

EPA 对食品上的农药残留关注度不高。这是因为无论杀虫剂的毒性有多强，食品上的残留都有限。大多数农药会被洗掉，就算历经洗涮烹煮，仍然残留的杀虫剂，也不会像二噁英一样积累在人身上。考虑到农药的重要性要比二噁英高很多，因为事实证明，没有农药就难种植如此大量便宜又丰富的作物（当然，这点值得商榷）。同时，一些熟食中含有很多天然致癌剂，比农药残留更危险。烤鲶鱼或烤牛排上脆脆的一层焦黑，就是一种已知的人类致癌物质，比你可能摄取的农药或二噁英对健康的妨害更大。

一些所谓的毒素，如铜，是生命所必需的。硒是一种微量矿物元素，在各种土壤中，和在这些土壤里生长的作物中，都有其身影，如小麦。硒的摄入量过少，少于每天 20 微克，可导致甲状腺问题和克山病，其表征是心脏肥大及心脏功能衰减。这在中国和俄罗斯的部分地区，成为一个大问题，因为这些地区的土壤中硒含量偏低。然而，和其他营养物质不同，硒元素的安全剂量很低，太多（比如每天摄入超过 1000 微克）就有可能导致器官大面积衰竭。一些保健品中的硒元素含量，就已经接近这个毒性水平。内布拉斯加州北部到达科他州和加拿大中部地区，出产的小麦天然富含硒。如第 21 章所述，维生素 A、C 和 E 都有益于健康，但在服用剂量过高时会变得有毒。一片阿司匹林可以治愈头痛，但是一整瓶的剂量则会导致人死亡。

总而言之，地球上的每一种物质在超过一定的剂量之后，都具有毒性。每种有毒物质也都有其相应的安全剂量，在安全剂量之下就对身体没有影响。化合物还有一个"最高允许剂量"，这取决于此化合物对人类社会的重要性。例如氯，倘若饮用水中不添加氯除菌，有多少人会为此而丧命？答案是每年上万甚至几十万。

没有人声称毒理学是一门精准的科学，爱因斯坦还认为牛顿物理学不精确呢。但是，牛顿物理学在宏观问题上足够准确，我们可以由此确定出行星的轨道，及推导出许多其他令人惊叹的结论。这就是我们毒理学的现状，对什么是坏，什么是好，有着大概但不严格的定义。不幸的是，商业怪兽隐藏在这种不精确的科学背后，伺利益而动。政府机构也并非总是能明察秋毫一直保护我们。其经典案例就是石棉。

卫生专家花费数十年时间，试图禁止把纤维石棉矿用于商业用途。与此同时，商家隐瞒事实，藏起健康调查报告，甚至在法庭上面不改色、睁眼说瞎话——这不禁让人联想起烟草业的往事来。谢尔登·兰普顿（Sheldon Rampton）和约翰·斯陶贝尔（John Stauber）在 2001 年出版的《信任我们，我们是专家！》（*Trust Us, We're Experts!*）一书中，用幽默的口吻讲述了，石棉开采制造业玩的一场否认和推卸责任的好戏。他们先是慢慢地承认石棉对工人来说可能是危险的，但是声称他们生产的是特殊石棉，并且坚持工人所能接触的剂量是对人体没有危害的；接着又承认接触石棉可能会导致呼吸问题，但声称其绝不会导致癌症，等等往复。声泪俱下大声疾呼，禁止这致命石棉会削弱工业甚至美国经济。现在回头看看，一些公司其实非常清楚地知道，石棉纤维对他们的工人来说，到底有什么样的危害，但没有为工人采取任何保护措施。他们操纵科研，欺骗国会，宣称石棉并没有使 20 多岁、30 多岁、40 多岁的青年工人得矽肺和肺癌的概率有所增加。而所有医学研究人员都知道肺癌有 20 年休眠期，长期暴露于石棉环境中的工人，他们遭受的严重影响只有在其年事已高之后才会显现出来（而这些研究根本没涵盖对高年龄段样本的调查）。

铅和其他工业毒素也经历了同样痛苦的历程。从汽油中除去铅是里程碑式的胜利，此战的对手是世界上最庞大的两个行业——石油产业和汽车制造业。毫不新鲜的是，他们首先否认一切，接着又说铅的确不好，但也没那么糟糕；然后开始哭诉如果其行业受损，则美国经济繁荣会受到影响。目前——从外行的角度来看——生产氯的企业也采取了如出一辙的行为模式。臭名昭著的孟山都公司曾说过，"没有化学物质，生活本身就是不可能的"，这句曾经的企业公关名言如今成为罪恶的象征。和"这就是你的脑子吸毒后的鬼样子"[1] 的夸张广告一样，像这样的公关行为适得其反，只会让企业引火烧身。氯并不致命，工厂主先是如是说。他们接着又说，研究结果并不能得出确凿的结论。他们还说，氯的风险被夸大了，氯产业对美国的繁荣至关重要。所有这一切都可能是真的。但美国工业界素行不良，有各种否认和掩盖事实的记录。所以人们不难理解绿色和平组织

---

[1] 出自美国电视广告，广告中把鸡蛋比喻成大脑，而把吸毒后果比喻成将鸡蛋打破用平底锅煎煮。此广告受到很多负面评价。

这才是医学

等其他环保组织的担忧。美国环保署，在减少二噁英排放方面倒是率先出击了。

工业毒素虽然对普通大众的威胁性看起来没那么高，但这对从事相关行业的工人来说却不一定。只有在近几十年来，工人才配有了一些防护措施，以保护其不受各种工业毒素，如氯乙烯，甚至二噁英等的侵害。长期大剂量地暴露在这些物质中，很容易引发急性与慢性皮疹。几十年来，煤炭行业明知煤矿开采可能危及工人生命，但拒绝为其工人提供防护装备，许多铀矿工从来没有得到保护，也从未得到补偿。从美国成立到20世纪60年代，工人长期暴露在高剂量的铅、汞、锡、砷和镍等元素中，而没有任何防护措施。现在大部分美国工业机构已经总结经验教训，肃清行为。但良莠不齐，来自墨西哥和中美洲，在得克萨斯州和加利福尼亚州以及大平原的农场上打短工的农民，没有工会保护，在喷洒农药期间经常接触过量的有毒物质。可悲的是，在发展中国家的美属公司中，情况还要更糟，工人没有防护服可穿，更别提空气过滤装置了，这就是在国外开展业务更便宜的原因。

是的，饮用水中有氯气，冰激凌中含有二噁英，汽油泵里有苯，它们只有在高于某些浓度时才是有毒的。当涉及毒素，比起大众安危，我个人更担忧那些毫无防护、手无寸铁的工人。

同行评议：
健康研究是如何运作的

Peer-Reviewed for Your Pleasure:
How Health Studies Work

如果你想尝试从各种健康研究报道的结果中厘清头绪，估计会觉得无从下手。发布相隔只有几个月的研究，可能给出完全相反的结果：鸡蛋对健康有害，鸡蛋对健康有益。如果你是一位 50 ～ 60 岁的亚裔女性，并且已经绝经，那么对你来说，礼拜五下的黄壳鸡蛋比礼拜一下的白鸡蛋要好，以及，等等。到底是谁在进行这些研究？为什么不能他们一起商量好了再干活？

年复一年，健康研究给出的结论似乎总是互相矛盾，这里有四个主要原因。第一个是研究者的偏颇。有时是科学家无意识的成见造成的；有时则是利益相关方，为了使结果看起来不错，而操纵实验过程。第二个原因是研究结果的可靠性。通常大型研究结果更具统计学意义，但所费巨大，所以并不经常开展。此外，有时候漫长而全面的研究不一定具备可行性。比方说，如果当下卫生状况和经济运行岌岌可危，人们就不会去研究 20 年后农药对癌症发病率的影响。这导致了科研界盛行快速和低成本的项目，而不同研究由于强度和目标不一，其推论可能会有所不同。第三个因素是研究结果发布或解释方式的不同。报纸估计会报道整个发现，但你可

这才是医学

能只扫了一眼标题，而标题并不一定能概括整篇文章的医学研究结果。第四个因素则常常被人们忽略，很多医生也忘记这点，那就是人体真的实在太复杂了。

健康研究并不意味着结论确凿。同行评议，也并不意味着同行对研究结论做出了验证。健康研究杂志的编辑和同行审稿专家，只是确定研究中使用的方法是否具备良好的科学性，是否没有漏洞，经过博士训练的人会对此相当熟悉。这些研究的目的是进一步洞悉事实，掌握几条新的线索。一般经由同行评议并发表的研究报告，都采用类似的语言格式：此实验仅表明了物质（或行为）X，在百分之 Z 的人（或老鼠）中产生 Y 效应。很少有研究显示 X 导致 Y，但是这样的语言很难在报纸上呈现。例如，一项关于大鼠的研究中发现，咖啡因提高了血液中某些化学物质的含量，这些化学物质增加与高胆固醇水平相关。而接下来，胆固醇水平与循环系统疾病又密不可分。这一堆翻译成新闻标题就是：咖啡可能会导致心脏病发作。错综复杂的研究详情，通常不会在新闻标题以及报道正文前几段出现，这不是科学记者的错，并不是他们又懒又蠢。在报道的开头，记者就应该这么概述一下研究成果。如果你确实对这个故事感兴趣，会继续往下看，你就会读到：这实验对象是老鼠，而不是人；实验物质是咖啡因，而不是咖啡；实验中观测的是，循环系统疾病的相关指标，而不是心脏病发作。你也许会看到后续研究计划，他们接下来可能会准备用真正的咖啡进行实验，前提当然是这些博士得攒够钱买到老鼠才能用的迷你咖啡杯。

几个月后，你可能会看到有报道说，咖啡对心脏是有益处的，这又是怎么回事？其结果完全可能出自与先前之老鼠实验类似的研究，所不同的是，这里的实验对象是人类，喝的也是真正的"咖啡"。比方说，可能这些受试者，每天喝三杯咖啡连喝两周，然后每一天结束时，都会抽其一点儿静脉血。将得来的血液与连续两周都不喝咖啡的受试者做对照比较。在甄选受试者时，将保证两组成员的体重与运动量相当。两周之后，第一组受试者血液中，某种化学成分有些微的升高，而这种化学物质与降低胆固醇水平相关。用沉闷冗长的科研用语总结就是：在两组小规模受试人群中发现，持续喝咖啡两周的人，其体内某种化学物质有着微小但统计学上显著的上升。根据其他已发表的报告，如果该化学物质水平升高的话，可能会使体内胆固醇水平降低。而按照新闻标题的要求来写就是，咖啡有益心脏健康。

第二个项目的研究人员，很可能已经阅读了第一个项目的研究报告，并对自己说：嘿，我们可以进行更好的研究。或者他们在一次科学会议听说过第一个研究项目，而在第一个项目完结发表时，第二个项目已经进行了一半。这就是科学研究的工作流程：研究人员从别人的研究中学习其优势及弱点，力求做到和发表更完善的研究。他们的职业生涯——这里指的是终身教授的审评和未来获得项目资助的可能性——都依赖于这一点。两个研究所得出的结果，都不是盖棺定论，他们谈论的是与心脏病发作有关的指标。这些研究是有可能给出确凿结论的，但上述两个实验中，科学家只是试试水——看看是否值得花更长的时间、更大的精力和更多的金钱，来对喝咖啡和循环系统疾病的关联性进行更大规模的研究。

到目前为止，研究人员已经发现了一个相关的作用机理。显然，喝咖啡与拇囊炎、冻疮及秃顶不相关，没有作用机理。但研究人员发现咖啡中的某些东西——也许是咖啡因，也许不是——与人体中某些化学物质相互作用，使血液产生显著变化。更多小型临床研究在人身上展开（毕竟是咖啡，而不是毒药，我们也没必要用星巴克里大杯拿铁来喂老鼠）。所有新的研究结果，似乎都否定了之前从大鼠身上得来的结论，并发现咖啡会提

这才是医学

高某种化学物质的水平，从而有助于降低胆固醇。随着每个新的研究结果出炉，我们都会在报纸上看到，喝咖啡对心脏有好处的新闻。现在是进行大型实验的时候了。研究人员想招募 5000 名成年人参与一个为期五年的咖啡研究，目的是探究，与不喝咖啡的人相比，常喝咖啡的人中，心脏病发作的概率是否会变小。NIH 会为此买单吗？也许不会。那么研究人员就有可能向咖啡企业申请，以获得资金资助。这就可能导致研究报告发表有失偏颇的结果，但也许也未必。我们拭目以待。

五年之后，我们了解到，不常喝咖啡的人，心脏病发作的概率反而比较小。于是乎，新闻标题就是：常喝咖啡会增加人患心脏病的风险。这是研究推论，但这结论是正确的吗？我们还不知道到底是否是咖啡导致的风险。身体很复杂，喝咖啡可能对它没有影响，不论好影响还是坏影响，研究人员必须仔细检查这些结果背后可能的其他因素。也许不常喝咖啡的人更常运动或者爱喝绿茶，绿茶有可能会预防心脏病发作；也许常喝咖啡的人也常抽烟；又或者，有着一些不那么明显的隐形因素，比如常喝咖啡的人，可能面临很大生存压力和工作困难，他们需要靠喝咖啡来保持清醒。百家争鸣之中，有良好科学素养的研究人员，会自觉有义务重新进行这项研究，并把刚才提到的所有因素（运动、压力、绿茶、饮食习惯）都考虑进去，建立合适的对照组，看看这些因素是否会影响结果。时间流逝，更多研究可能带来更多偏颇，但会越来越接近某种统计学意义上的真相。

像我们这样的普通听众，只想抓住每个专项研究的主旨，通常是那种粗体的格式，要么赞同要么反对。虽然常被人奚落，但报刊实际上是健康新闻很不错的来源，不过前提是你得阅读整篇文章，看看这些健康研究中具体说了什么。当然，也随时欢迎读者阅读原版的科研文献，在这种科研文献中，实验方法、实验结果都会事无巨细地写出。与纸媒有所不同，电视新闻则会把长长的研究报道，用春秋之法，删减为寥寥几句。如果你尝试给电视里的新闻报道计时，就会发现有的故事仅需 10 秒就能播放完毕。他们善于运用简洁的语言艺术，但有时是以丧失科学性为代价的。

那么，咖啡究竟是否会导致心脏病发作？对不起，我也不知道。咖啡的研究还在进行。这也是科学的本质：进行一项研究通常需要更多的后续跟踪，因此需要更多的资金，从而研究人员才能保证有工资可领。在这点上，顺势疗法研究是臭名昭著的。顺势疗法中所谓的药，其中成分基本只有水，所以研究人员都是在测试水对疾病的影响。通过比较顺势疗法和安慰剂的差别，当然无法得出确凿的结论，因为他们不过是测量一个安慰剂对比另一个安慰剂的效果。有时顺势疗法看起来效果更佳，有时则是另一个安慰剂看起来效果更好。在每一个顺势疗法的研究结论里，总是会写"需要进一步研究"。

咖啡行业从未被指控过有操纵健康研究的嫌疑，他们实际上资助了范德比尔特大学的咖啡研究所。我确信那里的研究人员工作严谨、诚实，其他产业还没有如此诚实的。你想想烟草业，烟草公司资助的相关研究，如果结论得出烟草有负面效果，就会遭到打压；而如果结论得出"吸烟无害"，就可以得到发表。肺癌的潜伏期约有 20 年，所以很容易打造出一些实验，用来显示在 20 多岁，吸烟者就像非吸烟者一样健康，甚至更健康。最终让烟草业栽跟头的是这样一个事实，肺癌在香烟普及以前，很少见。到 20 世纪 50 年代中期，美国人的寿命足够长，吸的烟也足够多，足以罹患肺癌。所以烟草行业先是进入拒绝模式，然后操纵模式，再接着就开始耍无赖说弥天大谎了。

石棉行业也是如此，就像第 34 章所讨论的那样。石棉是一种纤维状矿物质，广泛应用于各行各业。使用石棉的行业有矿业公司、制造业，甚

这才是医学

至汽车和石油公司。石棉被吸入时，其微纤维可以深深渗透到肺部，引起石棉沉滞症，这是一种慢性炎症，同时会导致肺组织硬化。石棉相关产业知道其危害性，却故意打造一些实验，特意用来显示某些人对石棉沉滞症免疫。因此，客观理性的医学研究得出的结论是，石棉有害；而受企业资助的研究，则偏颇地认为石棉无害。报纸上的标题变来变去，公众也不知道具体该信谁。有人说，现在生产氯气的企业，也在玩与当初研究二噁英时类似的把戏——有人说二噁英是安全的，还有人说二噁英比撒旦的汗水更致命——只有时间才能揭晓真相。

有时，影响健康的因素太复杂，即使有一堆涉及数万人的大型研究也无法确定其结果。这种研究听起来很简单：给 A 组一些 β-胡萝卜素，而 B 组无 β-胡萝卜素，看看五年后会发生什么。或用回溯的方式进行研究：检查癌症或心脏病人，并确定其中哪些人在过去五年内吃了维生素，哪些人没有吃。这被称为流行病学。但是五年的时长就够了吗？有人说需要一辈子补充维生素，才能真正防止癌症和心脏病。有 10 000 人就够了吗？如果效果微乎其微，或有其他因素的干扰（压力、运动、饮食、医疗、心理态度、家庭支持，还有更多），那么这项研究就需要更多的参与者才能达到具有统计意义的结论。即使是地理位置——比如说研究是在欧洲还是美国进行的——都会影响其结果，哪怕受试者可能类型相同，接受的剂量也相同。研究人员本身的成见也是一个影响因素，他们希望研究结果符合预期。这就是为什么莱纳斯·鲍林（Linus Pauling）学院发表的研究，似乎都能得出维生素 C 有益的结论，而其他科学家却无法得出相同结论。该研究所举起了莱纳斯·鲍林的大旗并不断传承，为维生素 C 领域的研究添砖加瓦。

流行病学是一种不精确的科学，但它是我们能做到的极致。结合各种研究，如果或多或少都得出同样的结果，科学家就可以估算到事实。通常情况下，公众对此缺乏耐心，如果我们想知道一件事，那就得是现在、立刻、马上。维生素 E 是否能预防心脏病发作，是，还是不是？按我们目前所拥有的技术工具和检测分析手段，根本不可能得出肯定的答案。临床实验比老鼠实验复杂多了。实验用鼠有着相同的基因，吃同样的食物，生活在同一个环境，并每天花同样的时间在小轮上运动。因此，人类健康研究，需要多年的重复，并进一步分析，才有可能得出合理的结论。关于抗氧化剂的研究，我们仍处于一团乱麻之中，所以补充人工高剂量的维生素 A、C、E 和硒元素，究竟是好是坏，新闻标题经常改弦易辙。

不过这一切又有什么关系？常识会告诉你在饮食健康方面，维持中庸之道是最佳的策略。美国人通常紧跟最新时尚潮流，全蛋饮食、无蛋饮食、大剂量抗氧化剂、绿茶、人参、鱼油、小麦胚芽。究竟什么会有益于人类健康，这一难题还是留待科学家们来辩驳，反正你也不会因等待而命丧黄泉。如果某种食物或饮料能显著地增加你的寿命，答案就会马上浮出水面。老生常谈——不吸烟，吃低脂肪食物，大量蔬菜和做一些运动——坚持这种生活方式肯定不会出错。如果再过几年，研究人员确信，偶尔喝一点儿健力士黑啤有助健康，那么我会喝的。

糖果增寿：
以及其他重要的健康研究结果

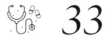 *33*

Candy Adds Years to Your Life:
And Other Important Health Study Findings

　　一些在一般大众眼中最不起眼的实验，对科学进程的影响往往至关重要。不是所有的科研都像攻克癌症那样激动人心，大多数是枯燥的工作，找出哪些化学物质与哪些细胞相互作用，这些作用又发生在什么器官什么动物里。这是科学的基石，在此基础之上，科学界的超级巨星才有可能会做出重大科学发现，比方说找出补充维生素 E 是否对健康有利。科学家需要知道的首先是，维生素 E 丸不会在消化时被消融降解，从而彻底丧失其有效性。因此，核心科学期刊文献的作者发表了，标题类似于"α-生育酚对哺乳动物胃酸溶液的有抗性"的报道。这里，科学家正在确定，维生素 E（α-生育酚）的化学成分在胃酸中浸泡时，是否会分解并转化为其他化学物质。这听起来不是一个引人入胜的研究，局外人也可能觉得其毫无价值。我们不禁要问，为什么这个疯狂的科学家要把化合物溶解到酸里？然而，是否有必要对维生素 E 进行其他更高水平、更大范围的探索，都取决于这项研究的结果。

　　真正疯狂的科学家，是那些选择研究愚蠢课题的人。圣诞夜槲寄生下之吻，是否会有助预防感冒？玩具豆豆宝贝可以抵抗抑郁吗？这些都是活生生的例子，出自知名大学的科学家！他们本质上是贩卖科研服务，为企业提供帮助，以获得一些资金去进行一些科研活动。比方说，圣诞节槲寄生的制造商可以借此做广告，说他们的产品可以抵御感冒侵袭，有科学明证！和电视剧里演的一样！而实际上，企业资助的是一系列研究，直到其中一个，显示了一个阳性结果——在这里就是指，家中挂着槲寄生的人得感冒的概率，比家中没有槲寄生的人少。难道说，槲寄生中有一些化学物质可以保护我们免受感冒病毒侵扰？大概没有。这一健康研究是否具有科学性？肯定也没有。

希尔因果关系标准（Hill's Criteria of Causality），让你坐在家中就可以指点健康研究的江山。这是由奥斯汀·布拉德福德·希尔（Austin Bradford Hill）爵士在 1965 年首先提出的一套标准，用于检验健康研究是否完善。其包括一系列标准，用来评估某项健康研究的可靠性。最近，一项来自哈佛的研究，则彻底颠覆了希尔标准。此项目是研究吃糖果和寿命之间的关系，结果于 1998 年圣诞节前公布在《英国医学期刊》（*British Medical Journal*）上。不管其结论有多么愚蠢，这些期刊都不会审查，这些期刊只会确保科研中不曾出现造假行为。假和蠢之间只有一线之隔。让我们仔细看看这项研究。

论题是吃糖可能会增加人长寿的机会。这项研究招募了 7841 名没有心血管疾病和癌症的男子，这包括了于 1916—1950 年间，进入这所著名哈佛大学的所有校友。在一项跨度 12 年、关注健康和生活方式之关系的研究中，此项研究作为子项目出现。受试对象被分成不爱吃糖果组（那些在问卷上回答"几乎从不"的人）和爱吃组（那些至少每个月吃几颗或一天吃几颗糖的人）。该关于食用糖果习惯的问卷调查在 1988 年进行；1993 年统计显示，在参与研究的与试者中，死亡人数为 514 人。平均来看，研

这才是医学

究发现吃糖的人比不吃糖的人多活了 11 个月。

现在对照一下希尔的标准，其结果的相关性有多强？或者其效果有多大？该文献指出吃糖果可以延年益寿 0.92 年，与吃瘦肉和蔬菜相比，这一数值可不大。其"相对风险"为 0.73，它的意思是糖果组中的男性更长寿的可能性为 27%，在小规模数据中，这个数字从统计学的角度来讲，比较弱，我们可以给这项打一个 D+ 的分数。那么让我们再看看实验中，有关"计量—反应关系"那部分评分又如何。吃的糖果越多，就活得越久吗？那么吮着吃、嚼着吃、含糖量，以及糖果种类对结果有影响吗？答案是否定的。而事实上，吃糖最多的组和不吃糖的组死亡率相差无几，其分数为 F。结论的一致性如何？之前被别人报道过吗？答案是没有被人报道过，此处得分为 C 而不是 F，因为有一线希望，这可能是一个开创性的研究。那么"持续时间"会对最终结果有影响吗？吃糖果的行为源自小时候还是后来才开始的？没有相关记录，得分为 F。

这个化学效应有特异性吗？换句话就是能起什么具体的作用？其答案是，糖果让你活得更久。这有点儿含糊不清，不具体。分数 C。那么生物学上的可能性呢？能用糖和细胞代谢，分子层面的原理来解释此现象吗？答案是不能，得分 F。这里建立的因果关系和已知的疾病知识是否有冲突？得分 C+ 而不是 F，也同样是因为，还有一线机会这是一个开创性研究。有动物实验的证据吗？没有，分数 F（记住，人类健康研究需要枯燥无比的科学工作来支持）。存在同类物质吗？即是否有类似的化学物质，也可以导致类似的效果？没有，得分 F。

到这份上，仔细的读者可能会倾向于说：放松点儿，这只是一个愚蠢但无害的研究，对吧？是也不是。糖果文献的作者，肯定参加了其他更严谨的工作。从这份研究报告来看，貌似作者是带着一丝玩笑的心态来完成的，作者应该也不像是被糖果企业买通的。总而言之，这项研究感觉就是一个玩笑之作。毫无疑问，做研究的同行看到文章后肯定会忍俊不禁。我在这里引述这篇论文，只做举例用。那么我想向大家传达一个什么样的信息？那糖果对身体好吗？真正的事实是，美国的糖消耗量是不可思议的高。美国农业部的数据显示，每人日均消耗量约高达 20 茶匙。糖无处不在，无论是我们的食物还是饮料中，一罐苏打水中，约含有 10 茶匙的糖，而糖消耗量与肥胖和糖尿病密切相关。

照理说，作者不应该为新闻媒体如何报道其研究结果而负责，但接下来发生的事情是：1998 年 12 月 18 日，在圣诞节前一个星期，费城地区的 Scripps Howard 新闻机构发表了一篇相对较长的文章，用风趣的口吻介绍了这篇研究。这意味着其他美国小镇的地方报纸上，很有可能刊登了同样的故事。在紧随其后的圣诞节，每个人脑子里想着的都是：哈佛科学家都说吃糖让人长寿了，所以我们开启食物的盛宴吧！这可真不是一个好的建议。接下来的 12 月 31 日每个人都准备不醉不归，《费城问询报》（*Philadelphia Inquirer*）刊登了一篇三句话新闻简报，指出高糖饮食如何导致各种各样的疾病。但由于这种论调和节日气氛不相符，所以这条新闻也就被低调处理了。

我们不知道，为什么哈佛大学的研究结果显示，贪食糖果的人比别人多活 0.92 年，很可能这多活 0.92 年和吃糖并没有因果关系，也许仅仅是实验中的偶然因素导致的，又或许是实验没有考虑生活方式的影响。说不定长寿的人，常常保持着一颗"年轻的心"，这反映在他们爱吃糖果上，因为爱吃糖是"年轻"人才会做的事情。又说不定这些与试者中，有亲友喜好通过赠送糖果来表达深厚情感，在这种情况下，是家庭支持而不是糖果导致长寿。

这才是医学

美国的好邻居加拿大，在健康研究上也做过不少蠢事。多伦多大学的研究人员发现，奥斯卡获奖者的寿命比落选之人的要长。这刊登在2001年的《内科学年鉴》（*Annals of Internal Medicine*）上。科学家甚至说，奥斯卡获奖者会因为此项成就而感到舒心，这就是他们延年益寿的原因。蠢，蠢，蠢。相较奥斯卡获奖者和仅获奥斯卡提名之人，肯定会找到这样或那样的不同。也许是一组人更易骨折，也许是一组人的兄弟姐妹更容易死于癌症。总归会有不同的地方。你能把所有这些不同都归结为赢得一个奖项？当然不能，这根本没有内在逻辑。随着美国和加拿大的婴儿潮一代进入退休年龄，我们对长寿问题很关心，这也是如此愚蠢的研究可以完成并发表的原因。在现实中，如果把财富状况和医疗水平也考虑在内的话，奥斯卡获奖者并不比一般人活得更长久。这个数字增加的原因，无疑是乔治·伯恩斯（George Burns），他直到75岁才赢得奥斯卡，然后活到了100岁。这么一来，任何有关奥斯卡获奖有益健康的学术解释，就都站不住脚了。

　　这些愚蠢的研究很形象地为大家解释了，一些关于保健品和顺势疗法的"严肃"研究，到底有多么糟糕，尽管它们可能来自像哈佛这样有名望的大学。现在我好奇的是，爱吃糖的奥斯卡获奖者，寿命有几何？

我们是第一名：
美国人的健康水平

We're #1:
Rating America's Health

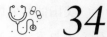

　　美国是第一名吗？也许在篮球上是。根据世界卫生组织在 2000 年给出的排行榜，美国医疗体系在 191 个医疗系统列表中排名第 37（法国排在榜首，多数非洲国家占据了排行榜的后三分之一）。这并不意味着美国的康复疗护不行，只意味着其他 36 个国家综合医疗实力更好，这包括日本、加拿大、大多数西欧国家和中东的一部分国家。美国医疗最大的优点是，能处理全球其他地方没有很少有人可以解决的疑难杂症，美国医疗诊断技术和手术技巧领先于世界水平，美国医生日常就可以执行复杂的器官移植手术，以及极其超前的脑部、眼部或心脏手术。来自另五大洲、口袋不差钱的病人经常飞抵美国以求有这样的手术机会。同样，位于巴尔的摩的约翰·霍普金斯医院是全美最好的医院之一，甚至在全世界范围也首屈一指。位于波士顿的哈佛医学院拥有数家世界一流的医院，享誉国际，让医学界称慕。费城也出产各种知名医院，如天普大学（Temple University）的医院系统。

　　那么为什么美国在医疗服务方面的排名只有第 37，平均寿命排在第 19 位，婴儿死亡率排在第 20？其问题根源似乎是预防医学上有短板。其他工业化国家接近100%的人口都参加了健康保险计划，美国只有60%的人买了保险。美国在公众的健康教育上（运动、饮食、性生活）做得不到位，也未能给底层人民提供足量的生活必需品，如食物、住所、疫苗接种和避孕等。除此之外，还有大量的凶杀案（每年死于他杀的人有3万，3倍于排名第二的芬兰）和最高的青少年怀孕率（两倍于排名第二的英国），由此就不难看出，为何就平均水平来说，美国医疗要弱于其他工业化国家。

事实上，美国有三种不同的人群：非常有钱的富豪、有保险的中产阶级、穷人。这里的穷人，不仅仅指大家通常所讨论的城市贫民。在美国广袤的土地上——包括原住民保留地、阿巴拉契亚山脉，以及遍布整个美国的农村地区——其医疗保健基础设施，比非洲和中美洲的许多发展中国家强不到哪里去。所以当女性美国原住民得乳腺癌时，她通常只能默默等待死亡。没有正规的乳房检查，没有活检诊所，癌症发现时一般都是晚期，生存机率很低（而在医疗环境好的情况下，其生存率可能达到90%）。其他工业化国家的人们，基本不会面临如此糟糕的境况。对于美国的中产阶级来说，医疗机会要好点儿，但还比不上欧洲国家和日本。而美国最富有的那批人，一般受过良好教育并享有优越的医疗保健资源。美国社会中，三级分化严重。

还有一些其他的问题，美国工伤致死率排名世界第15。《美国致命职业伤害普查》的结果显示，每年至少有6000名工人因事故而丧生，每年还有约1.5万人死于和职业相关的疾病。美国在对儿童保护方面也让人诟病。根据儿童防卫基金会的数据，美国在儿童枪支暴力事件中名列榜首，学龄前儿童未接种疫苗的人数也"傲视"其他工业化国家，处于贫困境地儿童的百分比位列第11（每五人中有一人），新生儿体重不足的比例排第17位。

和其他 25 个发达国家的总和相比，美国 15 岁以下的儿童，死于枪支的可能性高出 12 倍，被枪支所谋杀的概率高出 16 倍，用枪械自杀的概率高出 11 倍，在枪支走火中丧生的可能性高出 9 倍。这些让人震惊的数据，均来自于美国疾病控制与预防中心。此外，截至 2001 年，联合国 154 名成员中，只有美国和索马里尚未批准《联合国儿童权利公约》。

美国在有些方面的确是全球"第一"。在健康和环境方面，美国牛肉、零食的消耗量居世界之冠，冠状动脉搭桥率最高；女性中有多次堕胎经历的比例最高；艾滋病毒感染率在发达国家中最高；医患比和师生比是倒数第一；流离失所率最高；人均空气污染物排放量最高；产生的人均垃圾最重，以及在所有工业化国家中，美国的贫富差距最大。

好消息是，改善这些现状并不难。

第七部分

就像电影一样

Just Like in the Movies

我看到了那个坏蛋——悲惨的科学怪物，正是由我一手创造的。

——玛丽·沃尔斯顿克劳斯·雪莱
（Mary Wollstonecraft Shelley，1797—1851），《弗兰肯斯坦》

你可以想象，"坏"医学猖獗于好莱坞。电影中的人物都生得伟大，死得光荣。最显而易见的例子就是，子弹伤口从不发生感染。一拳打在人的下巴上或一个空手道砍脖的动作，就可以把人弄昏。好莱坞电影里的，人体里的血液肯定不止正常的五升，血也可以飙地更高更远。遗言不说完，人绝对死不了。一个氯仿浸泡的手帕，会立即使某人失去知觉。瓶子和椅子被头一敲，立刻破碎。受害者从昏迷中醒来，妆发完好无损。餐馆或街道上也看不到不良于行的人（聋、瘫痪、肌肉萎缩）、缺胳膊少腿的人、神情恍惚的人、长着痤疮或皮疹的人、嘴上长着豁口的人。也永远不会有怀孕的人，除非是被绑架的孕妇。虽然没有一个人使用避孕套，却也没有人因此怀孕或得性病。狗也有不死之身。从罗马士兵到中世纪农民，所有人都有一口完美无缺的牙齿。

还有一些看起来没那么明显。在现实世界中，枪声会造成听力瞬间受损；头上的撞击，会造成神经系统问题并纠缠患者一生；心脏病发作时，有感觉的往往都不是胸部。好莱坞电影中的秕言谬说不胜枚举，有时是有害的，有时甚至是致命的。别期待电视新闻会让真相大白。电视上有关科学及健康的报道，可能比电影更具误导性。难以置信的是，竟然还没有广播记者拿下奥斯卡小金人。

我不是记者，但我可以上电视演一个：论电视医疗新闻的准确性 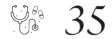 35

I'm Not a Reporter, but I Play One on TV:
The Accuracy of Television Medical News

　　《纽约时报》和《华盛顿邮报》等纸媒，还遵循一定新闻诚信度，与之不同的是，很多电视新闻已经纯粹迈入了娱乐业大门。这没有什么本质上的错误，问题只是我们大多数人没有意识到这一点。按逻辑上的惯性思维，我们总是假设国家电视广播上播报的新闻是准确的。一个在全国各地播出的故事，在电视上以新闻的形式呈现，就自然让人觉得其代表着一定程度的真实性，数百万人在观看。而你永远不会看到，主流报刊长篇累牍聚焦报道某条荒诞不经的"科学卫生"新闻，就好像这理应是众所周知的事实。你肯定会想，只有那种关注不明飞行物、鬼魂或者是超自然现象的八卦杂志才会那么干，然而你却会在电视新闻中看见其身影。电视台报道见鬼经历、疯狂科学家故事和灵媒轶事，把它们当作新闻。好吧，让我们诚实点儿，因为这些故事很有趣。

　　CBS 的《60 分钟》是顶尖的新闻节目。这个节目包揽了各大奖项，广受平面媒体和广播电视记者的好评。其与传统的电视新闻节目风格迥异，一经推出即大红大紫。尽管如此，这个节目还是报道了一些古怪的健康故事并以耸人听闻的方式呈现。《60 分钟》虽然有一些黑历史，比如说它曾对鲨鱼软骨展开过专题报道，但许多记者均认同《60 分钟》总体来说是一档高大上的节目。美国广播公司（ABC）抄袭了其节目形式，推出一档叫《20/20》的节目，你看，甚至名字也是相似的。随后其他聚焦型的新闻节目，也如雨后春笋般地出现了，不过一个比一个更像娱乐节目而脱离了严肃新闻的初衷。当有线电视成为主流——提供各种婆婆妈妈、家长里短、狗血神奇的电视剧——免费的公共电视平台受到当头痛击。观众端坐沙发上，寸臀不用挪就可以轻易切换到有线电视频道。时势艰难之下，观众的争夺战把公共电视台的新闻节目推向了娱乐化的深渊。

以下是，ABC 频道《20/20 之市中心》节目 2001 年 8 月 13 日一则新闻的客观记叙。我这样做不是为了指名道姓谴责 ABC 频道，虽然我刚刚点了名。我想说的是，ABC 的这篇报道形象地向众人展示了，如何把"坏"医学包装成振奋人心的新闻。首先，混淆视听，或者说假装大多数专家赞同新闻里的观点。其次，聚焦耸人听闻的科研成果，哪怕业内人物在播出之前就知道其所谓的科学成果不靠谱，与此同时，记者其实也早就知道这点。最后，利用"专家"背书，避而不提中立或批评性声音。是的，ABC有好的记者，医学编辑蒂莫西·约翰逊（Timothy Johnson）博士是新闻团队的一员悍将。也的确，ABC 新闻台也报道过优秀的新闻，比如对体外循环心脏手术技术的深入解析，以及来自 NASA 的钱德拉（Chandra）X 射线天文台的最新发现。这些都是严肃新闻的例子。但事情坏就坏在，电视台有时也把一些"新闻"——奇闻故事，处理成严肃新闻。

《20/20 之市中心》那期的主题是，祷告可以远程治疗伤口。记者迈克尔·吉伦（Michael Guillen）曾在康奈尔大学获得物理学博士学位，这履历令人印象深刻，因为康奈尔大学物理系在全美名列前茅。吉伦出版过数本书，作为科学编辑任职于 ABC 新闻台，他曾宣称以消除科盲为己任。所以我以为我马上就能看到一流、准确、披露赤裸裸真相的新闻报道。

数十年来，许多科学家一直在宣称宗教可以促进身体健康。研究表明，定期去教堂祈祷或参与宗教活动的民众，比其他人活得更久也更健康。如果这是真的，那估计是因为这些人经常外出。也许是他们需要走路到教堂；也许是他们常汗流浃背地参与教堂活动，如点心义卖或慈善建房；也许是他们拥有一个善良热心的朋友圈，在他们困难时守望相助，比方说帮忙接送去医院看病的病人。虔诚的宗教人士有可能无意识地做着许多积极的事情，使他们身体康健。此外，祈祷可以引发放松反应，降低新陈代谢和心率以及加强免疫系统。哈佛医学院的赫伯特·本森（Herbert Benson）是该领域的一流科学家。

吉伦的口中故事则变换成另一副模样，开篇陈述90%的人在遇到困难的时候祷告。接着他立刻跳转到一系列影像，讲述世界各地的人们在为一个完全陌生之人祈祷，这个陌生人正在北卡罗来纳州杜克大学医学中心治疗心脏。他看起来60多岁，作为受试者，参与了祷告之作用的研究项目。医生会来判断，来自中国西藏的僧侣、福音派基督徒以及其他人的祷告，是否可以影响此人以及其他在杜克大学的心脏病人之健康状况。实验听起来简单明了；大家正在焦灼地等待结果。

然后，吉伦告诉观众，有191项研究探索过远距离疗伤和祷告的力量，其中三分之二显示"喜人"的结果。什么问题研究？在哪儿研究的？怎么个喜人法？吉伦没有说。从在接下叙述的研究案例中可以看出，他所谓的"喜人"一词并不意味着"有价值"。吉伦在远程祈祷疗伤的新闻中引用了一个真实的研究项目作为其核心论据，这是在美国中部密苏里州堪萨斯市的心脏研究所进行的一项研究，跟踪调查1000名进入该中心的重症监护室患者的情况。

在被送入重症监护病房的 1000 名患者中，一半人会在一年中接受祝祷，这些祷告要么来自陌生人，要么来自和该医疗中心无明显关联的组织；另一半患者则没有得到他人的祝祷。当然，两组人在美国中部心脏研究所，都得到了质量上乘的心脏护理。没有病人知道有可能有别人在帮他祈祷，这消除了安慰剂的作用。我们不知道选择过程——哪些重症病房的病人被排除在研究之外——如果是因为电视报道时间有限，这里有所遗漏也是可以理解的。另外有个不符合科研伦理道德守则的事，病人在不知情的情况下被列入"祷告组"，因为患者可能有个人反对接受祝祷——无论是反对所有祝祷，还是反对接受来自自己信仰之外的宗教群体的祈祷。这点在节目中也没有提到。

结果如何？一年后，其"祈祷组"中，病人患心肌梗死、中风以及严重并发症的概率，比对照组低 11%。即使此研究没有重大设计缺陷，11% 的差距，对于一个健康结果定义不清、参与人数只有 1000 多人的研究，几乎没有任何可以令人振奋人心的结果。单凭偶然因素就可能会产生那些结果。而实际上，其后续分析和发表的文献中，也明确指出了这一点。你可能会想，吉伦对如此明显的漏洞，肯定一清二楚并会批驳。无论他作为 ABC 频道的科学编辑，还是作为康奈尔毕业的博士，都不可能对此视而不见。然而吉伦重复了 11% 这个数字两遍，这种强调意味着，他觉得 11% 是一个巨大差距。这项研究显示出 11% 的差异，也许是在那 191 项研究中，三分之二之内，吉伦可以找到的最好的、最"喜人"的研究结果。

我有很多问题。如果像吉伦在前面所说的，如果 90% 的人会祷告，那么肯定那些在"非祷告"组里的病人其实得到了祈祷，即使不算他自己的，肯定还会有他的亲戚朋友之类的，总存在一定程度的祷告。如果是这样，那么这是否意味着，简单地稍稍祈祷一下的功效还不够。没有陌生人祈福

　　　　　　　　　　　　　　　　　　　　　　　这才是医学

的那组毕竟更不健康，对吧？也许你需要许多祈福——来自僧侣的那种祈福。如此一来，从逻辑上讲，祷告也会遵循剂量原则，接受不同级别的祈祷对健康应该有不同程度的影响，收到两倍祝福的病人可能会得到两倍的健康。

　　这么多问题，吉伦准备切入核心直接相问。他深深盯着直接参与研究的医生，问道："你认为这是神存在的证据吗？这是最显而易见的问题。"我闻之绝倒。我以为最明显问题难道不是：为什么你认为，这项研究的结果可以用超过偶然性的其他因素来解释？或者，你觉得身体康复会受到祈福的数量、类型、频率、时间长短的影响吗？那么祈福者离患者的距离远近、祈福方式，以及患者本身的宗教信仰是不是也有影响？又或者，参与研究的福音派基督祈福者怎么看待那些信奉藏传佛教的僧侣？这些僧侣会因为向非基督徒的"伪"神祈祷，而将在炼狱遭受到永恒的折磨吗？

　　吉伦根本没有对这项研究提出任何质疑，任何好的记者都应该会。进行此项科研的学者，我们都知道他们也可能是非常好的科学家，但是他们从来没有被放在拷问椅上接受质询，要知道，他们所主张的观点——一个关于能量场的开天辟地新发现，不能被现有已知的任何物理学定律所解释。我们再接着看下去，医生总结道：一定是上帝听到那些陌生人的祈祷，显灵让某些心脏病患者比别人康复得更好。我们在此又听到那句老话"这是一个奇迹"。接着吉伦对一位来自加利福尼亚的精神科医生进行了访谈（你可以随时随地在加利福尼亚州找到支持各种奇谈怪论的专业人士）。下面我们马上就会看到，这次奇迹不是发生在堪萨斯城的心脏研究上了，奇迹是来自一项与此心脏研究类似的艾滋病研究项目。10 名艾滋病患者获得来自数千米之外传统治疗者的祷告，而另 10 名艾滋病患者则没有此待遇——无祷告组。无祷告组有 4 名病人已经寿终正寝，但祷告组中的所有患者仍然活着。我们对实验设计抑或患者背景一无所知。但吉伦对此熟视无睹，他只是选择支持了与心脏研究中结论相类似的证据。

接下来，我们又看到了关于阿育吠陀大师和畅销书作家迪帕克·乔普拉的采访，他在最近 15 年里一直致力于宣传精神力量可以治愈身体甚至可以返老还童的理念。聚焦乔普拉的采访有 2 分 45 秒，占总新闻时长的 27.5%，比任何其他受访者都多。也许乔普拉物有所值，毕竟，他的新书《青春长寿：十个步骤让你返老还童》（*Grow Younger, Live Longer: Ten Steps to Reverse Aging*）将在这个 ABC 节目播出的那一周同步上市。

吉伦（还记得吗，那个训练有素的物理学家）问乔普拉，这一切都代表了什么。此前，乔普拉被作为健康专家介绍给了观众，而乔普拉的"科学"观点其实在健康科学界受到很多人的质疑（乔普拉是搞笑诺贝尔奖的得主）。但在节目中，他的背景没有被提及。乔普拉的答案清楚明了：就像物理学家所说的，现实中存在一些物理学暂时还无法解释的现象，就比如说我们千真万确在遥远的彼方相互影响。

的确，宇宙中是有些力量我们无法解释，比如看似违反重力定律和加速宇宙扩张的暗物质；又比如据量子论的数学推导，显示有虚拟粒子，在这个亚原子的环境中，任意出现或消失；又比如存在着量子纠缠，其中两个粒子一旦耦合，即使分开后相距数千米（甚或数光年）还会相互影响（被爱因斯坦称之为遥远的"幽灵般"的怪异现象）。但物理学家并没有暗示人类可以远距离地相互疗伤。专家乔普拉如是说，吉伦这个物理学家兼记者就如是听，一点儿质疑都没提出，那观众则自然认为乔普拉所说的都是科学真理。

吉伦接下来让乔普拉演示这些精神力量。此时观众们被带到北加利福尼亚州的意念研究中心，"这是科学家通常用来测试超自然现象的地方"，

这才是医学

吉伦说。再次，吉伦把科学上看来诡异和未经证实的宣言作为日常事实。意念研究中心坐落在一栋不起眼的大楼第 300 号房，不隶属任何大学，最多称其为边缘科学。乔普拉将吉伦连接上一种测量神经活动的机器。乔普拉进入了另外一个房间，并且让吉伦别紧张。乔普拉通过监视器可以看到吉伦，接着他就开始利用精神力量让吉伦放松。15 分钟后，他们分析数据。一台电脑打印输出的结果显示，如同一般神经一样，吉伦神经活动上下波动。我们看不到图上的尺度。但是即使在休息时，呼吸、吞咽、抓痒或其他任何行为都会发生神经活动。第二条曲线表示乔普拉让吉伦放松身心时使用精神力量的时间间隔，其结果显示当乔普拉发功时，吉伦放松得更多。吉伦声称他的放松曲线和发功重叠。这即使是真的，也不能说明任何事情。因为我们完全不知道这个所谓的神经活动测量仪到底做了什么。可悲的是，事实上，如果电视观众可以截屏并放大看，他们就会看到曲线并不总是重叠。乔普拉只是幸运地猜着了几次吉伦神经活动周期的低点。此外，整个实验除了搞了花式设备，和街头戏法没什么两样。乔普拉装模作样在远处可以发功镇静吉伦时，完全没有必要用到监视器。视频监视器纯粹是为了面子工程，为把实验装扮得更像"科学"。

　　乔普拉再接再厉继续诌了一段。在这约 10 分钟的新闻里，只有在最后大约第 8 分钟的时候，我们才听到了一个怀疑的声音。吉伦把他介绍成"怀疑论者加里·波斯纳（Gary Posner）博士"，吉伦没有提及波斯纳的学历和职业头衔。波斯纳的部分有足足 45 秒，比通常分配给持不同意见者的时间长。波斯纳说，任何一个医疗从业人员如果观看此节目，都会觉得，无论是心脏病还是艾滋病研究项目都有非常明显的巨大缺陷，而一般来说，关于远程治疗的研究通常是滥竽充数。但是观众怀疑的种子不会茁壮发芽，因为镜头又转回乔普拉发表总结陈词。

吉伦竟然要求乔普拉，对波斯纳关于远程治疗研究的负面看法，给出一个积极的反驳。这是一连串无关紧要的问题中的最后一个，完全没提及任何真正重要的问题。譬如某些原教旨主义者的孩子，因为父母依赖祷告拒绝带孩子看病而身亡。如果把国民健康交到远距离疗伤的手上，会严重破坏 21 世纪医药界取得的伟大进步，等等。

如果我能问一个问题，那我肯定会针对量子愈合提问。乔普拉在著作《不老的身体，永恒的心灵：量子替代衰老》（*Ageless Body, Timeless Mind: The Quantum Alternative to Growing Old*）中对此概念做出了解释。也许我们在堪萨斯城心脏研究中心看到的疗效，是量子祈祷的结果？继续听我说，量子指的是改变原子内部能级需要的能量大小。如是类比的话，就是说，祈祷在达不到一定的级别时，则无法对抗疾病。比方说，如果需要 10 个祝福，那么 9.9999 个祈祷就没用。这难道就是"无祷告"组康复状态不如别人的原因吗？毕竟他们只有一个或少数家里人的祈福。也许是他需要来自陌生人的额外祈福，才能达到所需要的能量水平，从而触发愈合过程？

不开玩笑了，这就是电视里健康新闻的现状。我可以随机选择任何一家电视台的健康新闻（其实我也这么做了，我之所以提到 ABC 的《20/20之市中心》只是因为我恰巧正在重看那段视频）。这样的报道可能看起来娱乐性十足，但让人们产生虚假的希望，虚假的希望会导致糟糕的决策。一个多星期后，《纽约时报》刊登了一篇文章，报道了一个瘫痪艺术家的故事，这位艺术家只能移动眼睛和眉毛。通过一套精心设计的眨眼方式，男人可以发出指令，指挥助手推着他沾满颜料的轮椅，让他可以在一个巨大的画布上画画。故事触及了世间真实的问题、真正的技术，这才是其他截瘫患者真正的希望所在。当我们感觉无法承受生活的重压时，这样的故事可以深深鼓舞每一个读者。而吉伦虽然声称自己的目标是消除科学文盲，可是一次又一次，他对所谓的"奇迹"进行报道、哄骗众人，并没有启发观众，反而给人们套上了思维的枷锁。这只能给世界各地的医疗骗子制造出欺骗大众的机会。

"第一滴血"之六：
听力的探索——开枪与其"后期"效果

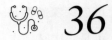 **36**

Rambo VI: The Quest for Hearing:
Guns and Their Aftereffects

在用力过猛的镜头和简陋的电影院里浮现出一个关于勇气、忠诚和决心的故事……

柬埔寨磅湛，黎明时分

给我们的英雄一个特写镜头，他吃着虫子做的早餐，喝着难喝的青草茶，运气不错的是茶还比较淡。即使在清晨，难当的闷热就像用双手遏住了整个丛林的咽喉。附近全是危险的气息，让人万分恐惧。

中士科德尔：我们必须得出去。乔帕克的手下离这儿不到一千米了。

兰博：什么？

中士科德尔（大声）：我们必须得出去。

兰博：什么？

正常情况下会更耐心的科德尔，一把把笔记本从兰博的衬衫口袋里抢过，写下刚才吼过的话。兰博点点头。

兰博：对不起，我的耳朵快被这些枪声震聋了。

兰博回身拿起他的步枪，这是一个愚蠢的举动。他的肩膀从肩窝里掉了出来，现在越来越容易这样。因为近年来他老是单臂持重枪射击，导致了习惯性脱臼。兰博摔倒在丛林的地上，痛苦地蜷缩起来。科德尔知道怎么处理。他指示两个男人扶住兰博的后背，然后一把把兰博的胳膊拉直放回肩窝中。

中士科德尔（喃喃地）：我老了，不适合再干这活儿了。

这有没有让你想到《第一滴血》第六部在电影院上映的样子？兰博应该是完全失聪的，这不难想象，毕竟他总是使用这些火力强劲的重型武器，还不带听力护具。如果你的耳朵"沐浴"在110分贝的声音里，每天只要几分钟，就可能会导致永久性听力损伤。110分贝和你在音乐会上听到的声响大小差不多。其实，皮特·汤森曾任号称最大声的摇滚乐队——谁人乐队的队长，因为多年来的演唱会演出，现在几乎完全聋了。可怜的兰博忍受了更惨的折磨。丛林中炮火声回响在树的华冠之间，动静轻易就超过音乐会上千倍，足以瞬间造成严重以及永久性的听力损伤——尤其开火时得端着枪，把它放在耳朵近旁。

枪声到底有多响呢？在高速公路上开着敞篷车或乘坐地铁时，声音就已经相当响了，这差不多有95～100分贝。继续。电动锯和喷砂机的声音也很响亮，比地铁高10倍，为110分贝。继续。汽车喇叭和手提钻枪的声响已经到了让人初觉不适的临界点，这个临界点的定义为120分贝，比地铁响100倍。继续。一个空袭警报器会在距离8千米之外把你从床上震醒，这有130分贝，比地铁响1000倍。继续。手枪和军用突击步枪开火时是140分贝，140分贝被定义为疼痛的阈值，比吵得让人头疼的地铁高1万多倍。继续。兰博不是小人物，导弹和更大的突击步枪才是他的最爱，开火时有150分贝。巴祖卡火箭筒炸响有160分贝，而105毫米口径的榴弹炮开火时则有可怖的190分贝。

表 2　分贝。什么，你在说啥？炮火至少比空调响 10 亿倍，可能导致瞬间不可逆的听力损伤

噪声级别（分贝）	示例	注释
0	听觉阈值，一只手掌拍出的声音	
10	呼吸，迷幻摇滚平克·弗洛伊德（Pink Floyd）乐队专辑的开始部分	刚刚能听见
20	耳语，树叶沙沙声	
30	安静的乡村，鸟鸣	
40	图书馆，小鸟追逐嬉戏的声响	安静
50	在家的对话（没有孩子）	
60	在家的对话（有孩子），餐馆，空调，电视，办公室	令人抓狂
70	吸尘器，嘈杂的餐厅，电话拨号音，迷幻摇滚平克·弗洛伊德乐队专辑的中间部分	
80	垃圾处理，典型的工厂，路过的货运火车，吹风机，闹钟，坐在汽车里面听到的城市交通的声音	仍然比枪声要低 100 万倍
90	繁忙的街角，柴油卡车，搅拌机，火车在 150 米处尖啸而过，驶来的地铁列车	8 小时后会造成听力损伤
100	摩托艇，割草机，吹叶机，摩托车，拖拉机，乘坐地铁，乘坐敞篷车	8 小时后会造成严重的听力损伤

这才是医学

噪声级别（分贝）	示例	注释
110	钢厂，电锯，汽车喇叭，摇滚音乐会，喷砂机，爆竹，耳机（声音直接进入你的耳道）	和枪声比起来仍然算耳语
120	人类发出的最大声尖叫，雷声，小型机器锯，手提钻枪，重金属乐队 Spinal Tap[1] 的音乐会	人会感到疼痛的阈值，工人每天待在 115 分贝环境中的时间不得超过 15 分钟
130	100 米处观看喷气式飞机起飞的声音	
140	航空母舰甲板，空袭警报，手枪，军用突击步枪	急性听力损伤
150	喷气式飞机起飞，导弹，大型突击步枪	鼓膜破裂，兰博级别
160	巴祖卡火箭筒	说啥呢？
170	10 个巴祖卡火箭筒	说啥呢？
180	火箭发射台	说啥呢？
190	105 毫米口径的榴弹炮	说啥呢？

　　根据法律，美国工人暴露在 115 分贝环境中，每天不得超过 15 分钟。任何超过 140 分贝的声音可能立刻导致不可逆的听力损失，听力损失的严重程度是与高分贝持续时间成正比的。位于印第安纳州的鲍尔州立大学

---

[1]《摇滚万万岁》电影中虚构的英国摇滚乐团。

（Ball State University）的一项研究发现，大多数长期不使用听力保护装置的猎人，比一般民众听力更差。听力损失也不是令人感到愉快的经历。枪火导致的听力损伤往往伴有耳鸣和回声。每年只使用区区几次，用来猎鹿的 140 分贝步枪，就可能会导致这一切。现在回头看看可怜的兰博，他数发连击，每次开火的噪音都在 150 ~ 190 分贝，也就是比狩猎步枪打一枪的动静要大 10 ~ 100 000 倍。

直到 20 世纪 60 年代末期，美军才将佩戴听力保护设备列入计划内。如果你有幸与上过"二战"或朝鲜战争战场的退伍老兵交谈，你会发现，他们中有很多人有程度不同，甚至是全部失聪的现象，这是因为他们在战时，常需要在耳朵边开枪。这种类型的损害不同于日益增长的年龄带来的衰老。猎人和职业枪手直到 70 年代才知道保护听力的重要性。猎人，特别是有点儿年岁的猎人，对耳朵保护装置的接受度不高。他们认为自己只不过是在狩猎季节才来上那么几发。这的确也差不多是实情，但是其实只要区区数发子弹，就会导致听力损伤。室内射击场是最需要耳朵保护装置的地方，射击轮次很多，还有回声。幸运的是，射击场的工作人员通常严格要求用户使用耳朵保护装置。大家更担心的是，美加广大农村地区的"垃圾射手"。这些人在工作之余或周末就会在自己的后院里，打上几打子弹，射射树桩上的酒瓶啥的。他们很少戴耳罩，这是事关男子气概的大事，这就是为什么像兰博这样的电影令人感到不安。这不仅仅是好莱坞式的夸张那么简单，他们让观众对枪声噪音产生了错误观念。

这问题真的很严重吗？是的，因为美国约有 5000 万人拥有枪支，目前还没有大范围针对关于不同枪械持有者听力受损程度的调查。现有的研究仅限于猎人、警察、士兵和那些频繁去射击场的人，这些人易于监控。而关于"垃圾射手"的现状，我们可以从耳科医生的报告中瞥见蛛丝马

这才是医学

迹，越来越多"垃圾射手"出现失聪现象，他们还不明白是什么原因导致自己的听力损伤和慢性耳鸣。如果持枪者不常去射击场，则很少有机会得到有关噪音危险性的教育。游荡在自家后院的"垃圾射手"也许也是有责任心的枪支拥有者，他们仅仅是不知道所做的一切对自己的耳朵有伤害。不像兰博，估计一部电影就会彻底失聪，这些后院枪手由于长期暴露在140分贝的噪音中，其听觉水平的下降将会是一个横跨数年持续缓慢的过程。

射击场上还会提供眼部护具，以防人们被弹出的弹夹和火药粉所伤，而知道枪火可能会造成眼睛伤害的人就更少了。

兰博终于在一片战火中，逮着一个空档，略喘口气。他一直就没用正确的姿势开枪，他把枪抬到肩高处，靠肩膀抵御反作用力。这倒是能让枪稍许离他的耳朵远点儿，少受几分贝的伤害。但是用此方式射击，绝对超出了身体的承受范围。兰博是用自己的肉胳膊拿着 M16 开火的，而 M16 是一种自动化武器，一般得把它用螺栓固定在一艘船或飞机上。作用力与反作用力你肯定不会陌生。你估计看过，有人玩的时候，坐在办公室转椅上，腿上放着灭火器，利用其喷发的力量推动自己朝反方向前进。而 M16 的反作用力会直接把兰博的肩膀从他的肩窝里撕下来。

即使是小手枪也有一个后冲力。在现实生活中你估计很少会看见警察单手射击（其实在现实生活中，你估计连看到警察开火的机会都少之又少，大多数警察在其整个职业生涯执勤的过程中，可能一枪未开）。开枪时没有保护，可能导致严重的腕部扭伤甚或腕骨骨折，这取决于反冲强度和持枪角度。为了模仿好莱坞装酷，毒贩们常受的一种伤是握枪姿势不正确引起的，他们在使用半自动步枪时，常把拇指放在滑动弹药筒的侧面。如果使用自动手枪时，只用一只手臂，不管你有多么强壮，其后坐力都会让人原地转圈，然后你射出的一连串子弹，就变成了 360 度扫射。根据自动枪的重量来估算，其后坐力可以轻易让你的肩膀脱臼。事实上，偶尔也会发生士兵使用突击步枪不当，而导致肩膀脱臼的事件。

因此，想要在开车时瞄准车窗外，单手开枪还能准确击中目标，是一件基本不可能完成的任务。你根本完全没有准头，反冲力会让枪口冲天，放个朝天炮。兰博为了规避准确性问题，就干脆让子弹四面喷射，覆盖整个森林。他基本上每部电影都要打出成千上万的子弹。那对手能怎么办？就只能缩头找掩护。好莱坞的另一个神奇之处就是，子弹从来不会弹起来。好莱坞电影中，抢银行的强盗闯入第一国民银行，朝天花板开枪，只是那些子弹都打到哪里去了？灰泥不是人肉，不能被子弹击穿。但凡飞上去的东西，必然会落下来。一个射向天花板的子弹，可以轻松被弹到大理石台面上，然后再被弹到人肚子的高度，可能随机窜向房间里的任意角落。所以你知道，当银行劫匪大声吼出"这是抢劫！"然后朝天花板开火时，是冒了多大的风险吗，他可能把自己或其他任何银行里的人击穿。

浓荫蔽日的丛林是一个最糟糕的枪战地点。根据子弹的发射角度，无论是娇嫩的树叶还是露珠的表面，都可能改变原定射击轨迹。考虑到来回飞行的子弹数量，兰博可能至少会放倒一个自己人。噪声引起的严重听力损伤、麻木不能移动的手臂，再加上不负责任乱开枪而导致的众叛亲离，史泰龙（Sylvester Stallone）应该为好莱坞最终决定让兰博退出银幕而感到庆幸。

　　　　　　　　　　　　　　　　　　这才是医学

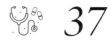

打晕，头昏脑涨：
想象中的暴力和现实中的问题

37

Knocked Out, Loaded:
Imagined Violence and Real Problems

　　"我叫邦德，具体是什么邦德我不记得了，但是我肯定姓邦德，您得理解我，因为我被打晕很多次导致了长期记忆的丧失。"显然，这不是邦德最酷的台词，这也就是你永远不会听到它的原因。那句，还有这句"对不起，亲爱的，我打算把我鞋上的呕吐物清理干净"你都不可能听到。被打晕是一件相当不愉快的事情，一次估计还没有那么糟糕，然而随后每一次头部击打，都可能使人得永久性记忆丧失、脑损伤，甚至使视力、听觉、气味或灵敏度毁损的风险成倍增加。得过脑震荡可能会导致说话困难、学习障碍、平衡问题和情绪不稳定。[1]没有人可以肯定，拳击手穆罕默德·阿里（Muhammad Ali）所得的帕金森病，是不是源于多年职业生涯中头部所受的重创。但是拳击手明显比一般大众，受到神经系统疾病困扰的概率大。人不可能轻易摆脱头之重创，也不可能做到好了伤疤就忘了痛。头伤会一直如影随形。

────────────

[1] 现在有最新研究表明，脑震荡和后期认知障碍不一定相关，真正相关的是头部受的击打。头部受伤是因，脑震荡是结果的一种表征，后期认知障碍是另一种。两种均是病征，但彼此之间不一定有因果关系。

脑震荡其实是脑部挫伤，头部遭受打击后，大脑的神经功能暂时瘫痪造成的。这种程度的打击，几乎总是会引起思维混乱和短暂的记忆障碍（轻度脑震荡），但不一定会有意识丧失的症状（典型脑震荡）。不管是何种类型的脑震荡，次数越多，得永久性脑损伤的风险就越大，特别是当破坏性冲击频发、中间间隔不久时。不管和第一次打击之间相隔多久，头部遭受第二次打击都会使脑震荡发作的概率增加4倍。即使是最轻微的震荡，也可能会导致类似流感的症状，如眩晕和疲劳，并可能持续一周。更严重的脑震荡（无论是否被打晕），可能导致长达6个月的躁郁不安和睡眠障碍，这个肯定会对007之后的性生活有致命影响。

高中橄榄球比赛是一种激烈的运动，小运动员往往头部受创后，并未能休息足够的时间，就立刻又回到焦灼的比赛场，有一些孩子甚至不幸因此而身亡。如此悲剧性的事件被曝光后，学校终于开始更严肃认真地对待脑震荡。美国疾病控制与预防中心估计，每年在高中运动中会发生20万人次脑震荡。每个州都建立了脑震荡分级指南：最低一级对应着最轻的程度（无记忆或意识丧失的情况），而最高的一级则对应最严重的脑震荡（意识彻底丧失）。一级脑震荡，选手被规定需要退出比赛至少20分钟，并需要进行进一步评估；二级脑震荡会使得选手至少有一周的时间，无法正常比赛或参与练习；再高级别的脑震荡可能要让选手至少一个月甚至经常是一年，无法上场参赛。连续两次受重创，小选手可能会被迫退赛。橄榄球运动员一般会被打上四肢发达头脑简单的标签，这绝对不是实情，但是如果得了脑震荡，肯定不会有助于改变人们对此的刻板印象。

赛场上争斗时，戴头盔倒是不错的防护。但是好莱坞银幕上的酒吧斗殴，则远没有如此明智的选择，拿玻璃瓶子或椅子敲人头，其实与谋杀无异。这对大多数人来说，显而易见不是什么好玩的事或是游戏，但现实生活中，很多酒吧中酩酊大醉的酒鬼，显然没有意识到这一点。这些神志不清的蠢货，有时看见一个刚进门的客人，穿着其他职业队的队服，就准备找碴儿大干一仗。第一，瓶子和椅子不一定会那么容易碎，头盖骨常常会身先士卒率先被打破。第二，如果瓶子和椅子的确被打破了，那么它们一般都很尖。所以头骨、脸、手臂和手一般都会被戳破。第三，大脑是一种重要的器官，许多血液在那里流动，以确保给大脑供给足够的氧气和葡萄糖。打破头骨的场景绝对会鲜血四溢，混乱无比。

典型脑震荡的后遗症通常比轻度脑震荡要严重。思维混乱和迷失方向的症状将持续更长时间，十有八九会有恶心呕吐症状。受创位置不巧的话，伤者可能还会失去味觉或嗅觉。事实上，头部创伤也是嗅觉味觉紊乱的主要原因。那些在几分钟之内没有恢复意识的人，可能会持续昏迷数天、数周，甚至数月后才能重新清醒。而意识丧失超过一天，就可能导致智力、情感或心理的各种问题。受创引起的血肿如果没有被诊断出来，并得到及时的处理，则可能导致中风。无论昏迷多久，人醒来的时候，都不免感到严重的眩晕，头晕昏沉让人无法开车、制订逃跑计划或继续暴打坏蛋。

拳击手显然最容易受到脑部损伤。目前证据未显示头部撞击会导致或诱发帕金森病。传奇拳手穆罕默德·阿里得帕氏综合征只不过是巧合。美国国家帕金森病基金会估计，有过重大头部创伤史的病人中，不到百分之一会得帕金森病。不过拳击手在其他方面就没那么幸运了，容易得拳击员痴呆症［俗称"醉拳症"（punch-drunk），又名拳击手综合征］和慢性脑炎（也就是慢性脑损伤）。根据核磁共振成像研究，大多数拳击手至少有一定程度的脑损伤。各种研究表明，15%～40%的拳击手有明显的脑部受损症状，表现为语言障碍、行动迟缓、意识混乱，间或晕倒、情绪不稳定，有剧烈的情绪波动或犯罪倾向等不胜枚举的状况。杰克·登普西（Jack Dempsey）和乔·刘易斯（Joe Lewis）这两位著名拳击手有明显的脑损伤症状。多年来无数陪练和三流拳手，在不择手段的经理人之打理下，遭遇了类似的事情。甚至迈克·泰森也很明显地表现出脑损伤的经典症状，而他通常是一击放倒别人的高手。关于拳击手的研究显示，脑损伤与职业生涯的长短和被击倒次数有着明显的关联，其带来的脑部疾病分为四类，症状分别类似于多发性硬化症、阿尔茨海默病、帕金森病和神经性梅毒。

糟糕的是，一般观众通常从电影中无法体会其中的危险性。战斗场面无论多么严重，经常拍得很滑稽或至少有娱乐性。即使是孱弱的小人物，也可以悄声无息地躲在横行的暴徒身后，用一只啤酒瓶把人打晕。当尘埃落定后，伤痕累累但不见血迹的对手慢慢醒来，摇摇头（此处可以添加音效），而后貌似无恙地继续着他们的一天。没有眩晕，没有呕吐，没有一日混乱，无须缝针，也无须去急诊室就医，未来几年也不会突然眩晕发作。在电影世界中，你会发现鲜有例外。而 1974 年由克林特·伊斯特伍德（Clint Eastwood）和杰夫·布里吉斯（Jeff Bridges）主演的电影《霹雳炮与飞毛腿》（*Thunderbolt and Lightfoot*），则恰好是一个例外。实际上，头部受伤后的严重后果成为主要的故事线之一。飞毛腿（杰夫·布里吉斯饰）在一次打斗中头部挨了一拳，罹患了神经系统疾病，病入膏肓并在其后的一个星期不幸身亡。据推测，可能是一个或多个血块，引发了一个或多个轻度中风，又或血块淤积在脑中，压迫了关键部位。布里吉斯由此获得奥斯卡奖提名，但惜败于罗伯特·德尼罗（Robert De Niro）。德尼罗饰演的角色是一个能揍人也扛揍的猛人……经典的好莱坞模式。

这才是医学

痛彻心扉：
好莱坞风格

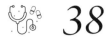 *38*

Heartbreaker:
Hollywood Style

好莱坞片中，心脏病的发作，即心肌梗死，是"坏"医学和拙劣演技相结合的产物。实际上，美国心脏协会和国立卫生研究院（NIH）的心肺血液研究所，还发起了教育运动，旨在消除人们对心脏病的错误印象。心肌梗死时，并不是像电影中演的那样，中年胖大叔捂住心脏，然后就痛苦地跪了下来。首先，瘦瘦的，貌似很健康也无烟瘾且热爱运动的人，也可能会心脏病发作。其次，心肌梗死时，只有非常偶尔的情况下，病人才会有强烈的疼痛感。虽然不多见，但有时心肌梗死倒是可能会使人即刻丧命。然而这些一遍一遍被电影强化的错误印象——肥胖的身躯、难忍的疼痛、跪倒和死亡——深深地混淆了心肌梗死受害者，及其家人或其他旁观者的视听，无法辨识出心脏病发作迹象，及时致电 911 寻求紧急帮助。

在美国，每年数以百万以上的心脏病发作中，一半以上是致命的，而致命的主要原因是受害者未能及时就医。时间就是生命，如果症状开始发作不久，便得到合理救治，就可以将死亡率降低 25％。最近的一篇刊登在《美国心脏期刊》（*American Heart Journal*）上的研究报告显示，心脏病发作到送医的平均间隔是两个小时，而有四分之一的病患，甚至枯等了 5 个小时以上才得获医治。只有区区 20% 的患者叫救护车，这是那些知道自己心脏病发作的人。根据一篇发表在美国心脏协会子刊《循环》（*Circulation*：*Journal of the American Heart Association*）上的调查报告显示，大约有 10% 的患者，竟然是自己开车去医院就医的。因为他们感觉到一些症状，但完全不知道这是心梗的征兆。这些人绝对在电影院买了好莱坞大片的会员卡。

根据美国心脏协会所示，人心脏病发作时，主要有以下几种症状及其混合：胸闷，伴有不明原因出汗、恶心、气短、头晕或有昏厥感；弥散性疼痛，疼痛区域可能蔓延到肩膀、手臂或直至颈部和下巴；胃胀，手臂发麻；在胸部中心挤压可能会出现疼痛感，并持续数分钟。其他症状包括脸色苍白、虚弱、胃痛或腹痛。而正是因为胃部不适的症状，使一些人误认为自己是消化不良或胃灼热，而不是心脏病发作。不过我觉得，无论您刚吃下去的比萨饼用的是哪种配料，都不会引起呼吸急促和手臂麻木。

不同的人会有不同的症状。糖尿病患者心脏病发作时，可能只会眩晕和出汗，因为糖尿病患者心脏周围的神经无法很好地感觉疼痛。心绞痛或慢性胸痛患者，可能需要服用硝酸甘油丸几次，看看疼痛是否消失。因为心绞痛患者常伴有胸痛，心脏发作的关键症状除了胸痛，可能还有头晕、出汗、恶心或呼吸短促。女性心脏病发作时，几乎不会感到胸部疼痛剧烈。特别想对女性朋友说一句——尤其是那些比男性更不愿意就医的，还有那些经常错误地认为自己得乳腺癌要比得心脏病的风险大得多的女性——心脏病发作时的症状多种多样，但其中独独没有剧烈疼痛这一项。

好莱坞片里有一幕，其呈现的心梗发作，倒是正确的。那是在由马龙·白兰度出演的《教父》里。演员在呈现剧中人物临终一幕时，有一段即兴表演：他仿佛突然丧失了方向感、虚弱、气短，最后倒在了他的菜园里。马龙·白兰度貌似妙手偶得随性演绎，实则为深思熟虑后的谋定而动。

这才是医学

后记　明天的承诺：地平线上的"坏"医学

Epilogue: Tomorrow's Promise:
Bad Medicine on the Horizon

事情总归会越来越好，对吧？呃，也许短期内还不会。在千禧年的时候——人们还认为，由于比尔·盖茨制作的计算机操作系统不能辨别 1900 年和 2000 年，会导致世纪末日。与此同时，美国疾病控制与预防中心也出版了一份 20 世纪十大公共卫生成果的名单。而仅在 21 世纪之初，大部分这些成就，就都在走回头路。

这些成就是（排名无先后顺序）：疫苗接种，更安全更健康的食物，饮用添加氟化物和氯的水，更安全的工作场所，传染病的控制，更安全的机动车，心血管疾病的下降，避孕与孕检的推行，提高母婴健康，以及认清烟草对健康的危害。你可能已经猜到了一些问题。安于现状，则不辨菽麦。预防接种的硕果被各种阵营所破坏，这些阵营包括受过良好教育的"自然主义"者，和总认为政府是在想方设法毒害他们的阴谋论者。他们这些人根本无法理解疫苗发明之前的生活是怎样的，那时一场小病就可能夺走全家人的性命。

从 100 年前到现在，食品安全方面，"进步斐然"。彼时，大多数牛奶是被污染的或掺了水；大多数黄油不是真的黄油（我就不在这儿给你说细节了）；大多数肉被保存在致癌的硝酸盐中；罐头食品容易引发肉毒中毒；城市较贫困地区有"二手"肉店；在大城市中，新鲜蔬菜根本就是稀罕物。制冷技术的进步、交通运输时间的缩短和罗斯福总统任期内制定的食品安全法，解决了上述大多数问题。今天我们盲目自信，依靠制冷技术和空运能力来建立大型食品加工中心，导致地方食品工业陷入绝境。在罗斯福总统卸任 100 年后的今天，很多被有害细菌污染的肉，又卷土而归——这对免疫力弱的人来说，可能是一个致命的打击。没有一个月，不存在大量肉类或蔬菜被召回的现象。大规模的屠宰场和配送中心凭借其超大的食物吞吐量，成为食源性细菌的温床，被污染的食品由此再被输送到全国各地。

由于担心氯和氟的致癌性，很多大都市减少或者停止在饮用水中添加这些化合物。氟化物虽然曾经被认为是一个洗脑阴谋，却凭一己之力让美国的蛀牙几乎消失不见。自从 1945 年缓步引入氟化物以来，美国的儿童龋齿率下降了近 80%。氟元素提高了人们的生活质量，同时它还能抑制容易诱发口腔癌的口腔疾病。在这些优点的衬托之下，氟化物有极微小的可能导致膀胱癌这点，显得毫不重要。同样，如果没有氯化水，细菌每年会带走数万甚至数十万的无辜生命。

美国的工作环境的确比以前更加安全了，但是没有工会保护的蓝领工人，仍然一直处于工伤事故的危险中。而由于工会组织的萎缩，没有工会保护的蓝领工人人数呈上升趋势。有不少小型建筑工地雇用打短工的工人，这些人大多数是，以期用自己诚实的劳动赚点儿血汗钱的非法移民或非法临时工。如果你路过这些工地，会发现很少，甚至没有工人在使用手提钻时戴着听力保护装置，更别说呼吸面罩、防护服甚至是安全帽了，你在他们身上一样也找不到。美国肉类加工厂里的非法移民和非法雇工，长期面临被截肢的风险，拿的都是最低的工资。美国企业对待越来越严苛的劳动法，会使出两种对策：要么雇用不受工会保护的工人，因为他们一般经济状况不佳，穷途末路，不了解自身的权益；要么就干脆把公司移到劳动保护法不健全的发展中国家。另外，如果美国继续使用煤作燃料或核能，将不可避免地导致开矿所带来的伤老病死，而煤矿和铀矿的开采是两种最危险的工作。

机动车辆的安全性也如悬崖翻车急转直下，这都归咎于人们笃信越大等于越安全的理念。在美国售出的汽车 50% 是轻型卡车，包括皮卡、面包车和 SUV。对于驾驶小型节能车的人来说，大车就是死亡机器。在事故发生时，大型车很难操控，造成的伤害也比小型车要大。于是乎，我们就像开展了一个交通工具军备竞赛，只要你的车比别人的更大，你的安全就能得到保证。此外，在过去几年中，高速公路危险性越来越高，因为交通拥堵增加了一倍，这一数字在主要城市甚至翻了两番。汽车广告的渲染，再加上人们对旧日时光风驰电掣的记忆，激发了人们对速度的渴求。然而，对速度的梦想，却常常被现实中交通堵塞所打破，焦躁之下，人们开车都互不谦让，甚至还破口大骂，染上了都市常见病——路怒症。之后，手机又来添乱。高速公路的安全性还未能渐入佳境时，就已经急转直下。

近 20 年来，心血管疾病的发病率已经逐年下降，但大多数专家担心其发病率会在今后的 10 年内迅速反弹，因为有越来越多的婴儿潮一代加入超重或肥胖的行列。现在中年人的身体远不如其父母 20 ~ 30 年前那么健康，这对本来就岌岌可危的医疗系统产生了极大的影响。大家现在都知道吸烟是不健康的，但我们中仍有 20% ~ 25% 的人吸烟，肺癌也仍然是所有癌症中致死率最高的。烟草相关疾病对发展中国家影响最为明显，因为现在烟草业在美国备受非议，在利益驱使下，烟草企业已经把目光转向发展中国家。传染性疾病，比如结核这种细菌性传染病，随着抗生素的滥用，发病率可能也会出现小幅攀升。洲际旅行使一度被限制在发展中国家的疾病，漂洋过海登陆美洲大陆。全球变暖很有可能会导致靠蚊子传播的疾病在北美大幅增加，如西尼罗河病毒、登革热等。而在大陆的南端，巴拿马运河建设期间造成大部分死伤的罪魁祸首——疟疾，也在蠢蠢欲动。

自 1900 年以来，婴儿死亡率下降了 90％，同时产妇死亡率下降了99％，这是长足的进步。不过，美国在这一点上，在所有工业化国家中排名垫底，吸毒成瘾的母亲是婴儿死亡率和得病率高居不下的主要原因。虽然现在的状况，已经比 20 世纪 80 年代可卡因泛滥之时，略有好转。避孕、家庭计划的推广情况也不容乐观，避孕措施在全球范围内，很大程度地提高了女性的健康状况和社会地位。2001 年，布什政府恢复了里根时期对国际计划生育基金的禁令，不允许国家投入更多的资金为穷人提供避孕服务，甚至提议废除，联邦政府雇员拥有的避孕报销之福利，并推行禁欲运动。

我们战战兢兢地踏上未来的健康征途。随着越来越多肥胖儿童的涌现，和对无用替代疗法的迷信，美国人的平均寿命在未来几年可能会下降。世界上没有灵丹妙药。在不久的将来，人类平均寿命终将提高，那将归功于预防医学（饮食和运动）的推广、生物成像和早期疾病检测技术的进步、癌症及其他疾病的治愈率提升等因素之综合。

遗传学和干细胞研究前景光明，但我们距离特效药的发明还有数十年。恐惧是我们最大的障碍。人们将基因治疗与克隆混淆，而两者之间毫无关联（我们后面会详细阐述这点）。从杂合子（即受精卵，通常指其发展成胚胎以前）中提取的干细胞有发展成人体任何一种细胞的潜力，其中包括神经细胞、血细胞、皮肤细胞等。技术的关键是，如何诱导干细胞发展成某种特定类型的细胞。我们已经非常接近此技术的核心，将来我们也许可以在瘫痪病人的脊柱附近，撒上一些干细胞，这些干细胞会分化成新的神经细胞，从而帮助患者恢复运动功能。将来我们又或许可以给帕金森病、阿尔茨海默病，以及多发性硬化症的患者移植干细胞，利用干细胞的分化和分裂，来替代凋亡或快要凋亡的肌肉或神经细胞。不过，很多人认为受精卵无异于有生命的人，因此不能随意用于实验和治疗。在美国，布什政府本质上同意这一观点，并停止了对干细胞的研究资助。除非欧洲和亚洲可以推进这一前景光明新领域的研究，不然该领域将停滞四年以上。这对数百万重疾缠身的病人来说是巨大的打击，干细胞技术带来的希望就像电光火石，稍纵即逝。

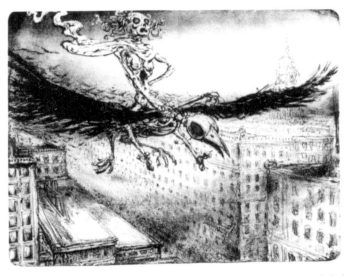

就在最近的 100 年前，被流行病侵袭的城市，几个星期内的死亡人数就可达到数千人。那些想拒绝疫苗接种、反对氯化水和不认可其他公共卫生进步的人，对往日美国的悲惨生活一无所知……现在世界上的一半人口仍然过着如此悲惨的日子。插图作者：保罗·韦伯。由美国国家医学图书馆提供

克隆和绝对大多数人想象得不一样。克隆不是制造与原来生物样貌、思想、行为一模一样的复制品，克隆和被复制的生物只是分享相同的DNA，并且只有在孕育的一刻才相同。之后，克隆生物在子宫内不同化学物质和营养素的影响下，出生后在不同生活经历的锤炼中将迈向不同的生命征途。同卵双胞胎是克隆，如果他们在出生时被分开，40年后他们可能看起来截然不同。即使出生后他们生活在一起，他们父母可能会把他们打扮得一模一样，但他们的想法和行为方式可能会迥异。电影《来自巴西的男孩》（*The Boys from Brazil*）尽管在某种意义上来看是非常有意思的，而且理论上来说，里面涉及的科学原理是准确的，但却不可能成真。我们不能克隆阿道夫·希特勒。更正：我们可以从他遗留人世间的组织物中克隆出他，但这个人最多不过是希特勒的双胞胎，不比你或者我更容易成为恶魔。

　　因此由于受宗教影响，认为克隆可以使人长生不死，要求将人类克隆在美国合法化的人，不是疯子，就是骗子，或两者兼而有之。人的克隆在现阶段应该被禁止。我们克隆羊和猪时，都不能做到尽善尽美，许多这些生物在成年前早夭，即使有幸存者，我们也并不清楚它们是否一切正常。我们绝对不应该让任何人类的孩子受到这样的伤害。因此，世界上任何一个拥有克隆技术的国家都明令禁止人类克隆。唯一赞成克隆的是上述那些声称克隆是他们宗教信仰一部分的白痴（一个自称历史悠久但数年前才产生的宗教）。只能希望他们因为智商不足而不能成功，但这并不能阻止别人来尝试。

　　基因治疗不是克隆。相反，基因治疗与人类基因组计划紧密相关。人类基因组计划的目标就是了解整个人类基因组的图谱，弄清楚约5万个基因是如何分布在46条染色体上，并是如何包裹在DNA分子中的。这些基因影响我们的外观，以及我们的身体对不同疾病或药物的反应。基因通过蛋白质来传达命令，从而让细胞完成各种工作。

通过基因治疗，医生寄希望于，用能正常工作的基因取代出故障的部分，从而达到治愈遗传疾病的目的。这个相当于要将微观分子移植到数万亿细胞内，这显然不是一件容易的事情。南加州大学弗伦奇·安德森博士（W. French Anderson）在 1990 年开展了第一个基因实验。从那时起，医生们在微观移植上没有取得太大的进展，[1] 但是也没有人因基因治疗而受苦。平静在 1999 年戛然而止，一个 18 岁的志愿者因为一种并不致命的遗传疾病，接受了基因治疗，结果死在了临床实验中。该实验采用了一种弱化的感冒病毒——称为腺病毒——作为载体，用来输送"替代"基因。按照常规，感冒病毒，侵入身体，最终被身体的免疫系统杀死，而在感冒病毒死亡之前，它会把健康基因输送进靶细胞内。不幸的是，实验结果没有像预期那样，感冒病毒带走了志愿者的生命。这个悲剧事件让人类基因治疗实验暂时进入了寒冬期。

能够治疗美国两大疾病杀手——阿尔茨海默病及心脏病的基因疗法，距离成功还有数年的时间，但是大多数研究人员认为成功志在必得。唯一会阻碍事情进展的是，对基因毫无根据的恐惧，错误地认为基因治疗等同于创造一个科学怪物（Frankenstein's monster）。[2] 没有比这想法更离谱的事了。医生只是用良好的基因替换有缺陷的基因，来治愈原本可能会致残的疾病。

---

[1] 现在 CRISPR 技术在该领域取得重大进展，埃马纽埃尔·卡彭蒂耶（Emmanuelle Charpentier）和詹妮弗·杜德纳（Jennifer Doudna）于 2020 年靠此获得诺贝尔奖，华裔科学家张峰对此也有巨大贡献。

[2] 基因治疗万一出错，修改了别的基因，则很有可能搞一个科学怪物。基因治疗风险大、收益大，作者此处的观点不够中立。之前南方科技大学贺建奎用 CRISPR 技术给 HIV 孕妇做基因治疗，引起轩然大波，受到科研界一致谴责。

与此同时，在美国甚至在全世界范围内，年纪最小和最贫困人群的生活并没有好转。儿童中的头号杀手是枪支暴力和车祸，在这方面似乎没有任何进步。穷人只能接触到有限的医疗资源，所以一旦他们患病，无论是感染发炎，还是得了癌症、心脏病或糖尿病，都很难得到诊疗，从而导致早逝。在超过90%的情况下，早期发现和治疗是可以治愈疾病的——这甚至适用于许多癌症。很多情况是，有效的治疗方案是存在的，如果使用恰当的话，可以让大多数人延长寿命，健康迈入老年，但病人却由于社会或经济的原因没能接受治疗。如果从这方面考虑，"坏"医学可能在21世纪仍然可以找到其发展的土壤。

我们听到500或1000年前古人的养生以及医疗方式会忍不住捧腹大笑，但是我忍不住常常想，2500年后的未来人回顾当今社会时，又该如何笑话我们。估计那时化疗会被认为是20世纪和21世纪的"放血"疗法。因为束手无策之际，我们治疗癌症的方法就是杀死癌细胞，当然，我们的身体也免不了受到池鱼之殃。我们所能希望的就是，身体能够顽强地扛过毒性的侵袭，这恰恰证明了我们不知道自己在做什么。当然，我们对细胞和DNA、蛋白质和化学信使并不陌生，但不知道如何调控它们。在很多方面，我们像穴居人祖先一样无可奈何。我们希望，未来的医生会知道如何有效地隔离和去除癌变细胞，或者将它们扼杀在摇篮之中。免疫学在未来也许也会发生翻天覆地的变化，因为合理利用、改良它可以帮助人们治疗细菌和病毒感染。

我相信在未来的历史学家心目中，20世纪将和15—19世纪一起，被后人认作启蒙的时代，仍有愚昧骗术夹杂其间。大约在公元1500年左右，会是分水岭，前面是由古代中国、古埃及、古希腊和古罗马组成的一个漫长的"黑暗时代"，又可称其为史前时代，而之后是从1500年到今天历时

500 年的复兴时代。几百年后历史学家将会说人类——从笛卡尔、鲍林到沃森（Watson）和克里克（Crick）都在正确的轨道上前行——就如同今天的我们回顾希波克拉底和亚里士多德的感觉一样。未来历史学家可能会把20 世纪的逸闻趣事拿出来和学生分享一番，嘲笑一下以前在美国竟然也发生过这么多奇葩的事情。比方说，美国参议员曾通过一项保护顺势疗法的法律使其免受政府监察；又比如说，美国国立卫生研究所（NIH）在彼时被认为是全球范围内最权威的医疗研究机构，竟然聘请过一位顺势疗法的拥护者作为主任。未来的历史学家将通过 20 世纪流行文化的代表、媒体剪报和残本，发现美国富人如何为印度或亚洲的"养生秘方"慷慨解囊，而这些秘方在其发祥地可能已经被人们摒弃；会了解到健康狂热行为的周期，比如从 17—20 世纪甚至再往后的时光中，顺势疗法、磁铁疗法和宝石疗法等如何此起彼伏。总而言之，我们将会被归为迷信人士，因为我们把一些可怕的事，如艾滋病甚至恐怖主义，归咎于上帝对同性恋者的愤怒，正如有影响力的牧师杰里·福尔韦尔（Jerry Falwell）今天的所作所为那样；又或把疾病归咎于虚幻力量、个性类型或星座运程，就像那些受大众欢迎并颇具影响力的阿育吠陀和所谓的气功大师。

500 年后，精明的历史学家将会发现，15 世纪到 20 世纪的医疗进展并不是很大。尽管今天看起来，我们似乎取得了长足的进步。我们仍旧和我们的祖先一样，生活在一个"好"医学和"坏"医学共舞的时代。21 世纪很可能是一个新时代的开启。问题是，我们准备好了去拥抱未来吗？

附录 更多的"坏"医学

Appendix: More Bad Medicine

既然讲述"坏"医学，那么就一定得瞥一眼这组令人讨厌的医学误区——这里得向词曲家欧文·伯林（Irving Berlin）道歉——借用一下他一首歌的名字——久病缠身（The Malady Lingers On）。

表 3　不吐不快

错误观念	现实状况
你有胃肠感冒	没有像胃肠感冒这样的事情。流感是病毒攻击呼吸系统造成的，细菌可能是你肚子不适的原因
我们做梦时只能梦见黑色和白色	请闭上眼睛。如果在你的脑海中能出现色彩，那么你就有能力做一个彩色的梦。你不妨去问问去奥兹旅行的桃乐丝
梦有所指	也许，但没有人知道，什么是梦所代表的真正意思。梦在很大程度上是一种让大脑记忆的方式，承前启后，为新的一天做好精神准备。释梦者常说的什么"梦到马就意味着力量，而海鸥意味着希望"是纯粹的胡说
油腻的食物会导致痤疮	令人惊讶的是，吃下的垃圾食物和脸上的粉刺并没有直接的关联。营养严重不良可能会造成皮肤不光滑。但如果到了那个地步，你也会有佝偻病

错误观念	现实状况
摄入铝元素会引起阿尔茨海默病	不对。该理论已经被证明是彻彻底底错误的。那些最常接触铝的人（金属工人，还有那些必须每天服用含铝抗酸药的人）得阿尔茨海默病的风险并不比一般人高。有的阿尔茨海默病患者脑部的确有铝沉积物，但是大多数阿尔茨海默病患者却没有铝元素沉淀。阿尔茨海默病的病因还是未知的
吸脂手术是健康安全的	吸脂是纯粹的美容手术，比一般的门诊小手术要危险得多，恢复期也很痛苦。去掉的皮下脂肪是无害的品种，而非沉积在内脏里的，或黏在动脉上的有害脂肪。吸脂只能去除小部分脂肪，这不是一种好的减肥方式
一天一片阿司匹林，身体健康不求医	阿司匹林被证明有助于在高危人群中预防心脏病和缺血性中风的发作，但也可能有严重的副作用。你不可以像吃维生素一样，有病没病每天来上一片。如果你心脏健康，有些小毛病，都不应该随意吃阿司匹林。你应该向医生咨询了解每天服用阿司匹林对于你是否利大于弊
我的肾脏快憋爆了	当你感到尿急时，这是你的膀胱胀大后发送信号到你的大脑。肾脏并不会积聚尿液
医生很聪明	也许真正的医生的确是聪明的。但这世界上充斥着各种替代医疗的代言人、不合格的从业者，他们也恬不知耻地把"doctor"（即博士，医生）一词放在自己的头衔里。他们的学位很多是邮购文凭或来自没有信誉的机构，这种机构一般常常位于美国本土之外。那些所谓的医生包括：物理理疗师（Doctor of Naturopathy, ND）、自然疗法医师（Naturopathic Medical Doctor, NMD）、天然健康医师（Naturopathic Medical Doctor, NHD）、电疗师（Doctor of Eclectic Medicine, MDE）、美国自然疗法研究员（Fellow of the American College of Naturopathy, FACN）、天然健康学博士（Doctor of Philosophy in Natural Health）和整体营养学博士（Doctor of Philosophy in Holistic Nutrition）。不幸的是，这后两者的缩写均为 Ph.D.（博士）
科学家正在致力于寻找一种可以攻克癌症的药	癌症不是一种疾病，而是数百个不同疾病的总称。这些疾病的致病因素多种多样（包括细菌、病毒、污染物、电离辐射等），在身体不同部位，其症状也各异。永远不会有一方治百癌的好事。没有人会因发明"癌症"特效药而赢得诺贝尔奖

错误观念	现实状况
活人肾脏被盗然后在黑市上出售	这完全不对,是纯粹的都市传说。没有人在被充满冰的浴缸中醒来后,浑身酸痛,然后发现自己被绑匪偷偷摘除了肾脏
人们的手被加油站汽油泵手柄上的针刺伤后,被针上带的艾滋病毒感染得了艾滋病	这完全不对,这是另一个城市传说。一件事就可以说明问题:暴露上述环境中的艾滋病毒存活期不过区区数分钟
活体实验是残酷的,动物实验是可被替代的	不幸的是,能替代动物实验的东西很少。每个见证奇迹药和手术(青霉素、麻醉、心脏开胸手术)都首先在动物身上进行了测试。你会在未经测试时,接受眼部激光或器官移植手术?我们可以尽量减少测试动物的数量,并且坚持不用动物实验来检测化妆品的效果。但是当谈到研究儿童疾病或其他大问题,如艾滋病时,我们不能没有动物实验的帮助

这才是医学

推荐阅读

Recommended Reading

下列内容包含书籍、杂志和各色网站，可以让你更深入地了解本书中所提到的各种健康和解剖学的话题。

书和期刊读物

斯蒂芬·杰伊·古尔德（Stephen Jay Gould）和菲利普·基奇尔（Philip Kitcher），都是致力于揭穿伪科学的拥护者。任何一本古尔德的著作都不错，我推荐你看看他写的《人类的误测》（*The Mismeasure of Man*，W. W. Norton & Company, 1993）[1]，以及基奇尔写的《滥用的科学》（*Abusing Science, MIT Press*，1986）。他们系统地解构了反进化论运动。同样，安东尼·巴尼特（S. Anthony Barnett）写的《科学：迷思或魔法》（*Science: Myth or Magic*，Allen & Unwin，2000）和亨利·鲍尔（Henry Bauer）写的《科学或伪科学：磁疗、心理现象和其他异型症》（*Science or Pseudoscience:*

---

[1] 中译本参见《人类的误测》（重庆大学出版社，2017）。

Magnetic Healing, Psychic Phenomena, and other Heterodoxies，University of Illinois, 2001)，也探索了迷信背后真正的原因。

我非常喜欢罗伯特·帕克写的《巫术科学》(*Voodoo Science*，Oxford University Press, 2000)，在书中，帕克带读者走过"从愚蠢到欺骗"之路，帮读者了解，为何看似受过良好教育的科学家会被顺势疗法或永动机之类的念头迷住心窍。媒体与民主中心，这一非营利组织的谢尔登·兰普顿（Sheldon Rampton）和约翰·斯陶贝尔（John Stauber）写的两本揭露工业界的书，行文幽默，笔触有力：《信任我们，我们是专家！》(*Trust Us, We're Experts!*，Tarcher-Putman, 2001) 和《有毒污泥对你有好处》(*Toxic Sludge Is Good For You!*，Tarcher-Putman, 1995)）。读了这些书，读者就可以了解到科学、统计和公共关系是如何被利用和滥用的。

伦纳德·海弗利克（Leonard Hayflick）写过一本绝佳的关于老龄化的书《我们如何以及为什么变老》(*How and Why We Age*，Ballantine Books, 1996)，我很认同其行文缜密，但对字里行间表示出的宿命论略有微词。想要了解衰老的美好一面，可以参考沃尔特·博茨（Walter Bortz）写的《敢于活到 100 岁》(*Dare To Be 100*，Simon & Schuster, 1996)；而想要看看被揭露的抗衰老骗局，请阅读杰伊·奥利尚斯基（S. Jay Olshansky）的《永生的追求》(*The Quest for Immortality*，W. W. Nonon & Company, 2001)。想要了解替代医学的话，工程浩大。韦罗·泰勒写的《诚实的草药》(*The Honest Herbal*，Hawthorn Herbal Press, 1999) 是业界的权威书籍，现在已经第四次再版。我惊奇地发现《替代医学傻瓜书》(*Alternative Medicine for Dummies*，Wiley, 1998) 一书竟然详细且负责任地阐述了哪些疗法的确有效而哪些完全就是忽悠人的。但是傻瓜书系列中，其他关于替代医学（芳香疗法、身心训练）的书让我受惊不小。

《科学美国人》（*Scientific American*）杂志、《科学新闻》（*Science News*）杂志，《纽约时报》科技新闻版和《华盛顿邮报》的健康新闻版，都物有所值，适合那些兴趣浓厚、想要紧跟最新科学健康研究进展的有志之士。

互联网

互联网上充斥着"坏"医学。不幸的是，有一些貌似非常专业的网站，把错误的医疗和健康信息当作千真万确已被证明的事实推荐给大家。你不一定能通过语法错误、老式设计就来判断一个网站的好坏与否。网站"伪医学观察"（Quackwatch，http://www.quackwatch.com）是一个很有价值的资源。它是由斯蒂芬·巴雷特（Stephen Barrett）博士定期维护和更新的。此网站勤勤恳恳战斗打击医疗欺诈、健康谬传和所谓保健时尚。此网站其貌不扬，全部精力都花费在了打造审慎的内容上。另一个不错的网站是 http://skepticalinquirer.org，由异常现象科学调查委员会主办，其中包含《怀疑质询》（*Skeptical Inquirer*）杂志的内容。罗伯特·托德·卡罗尔（Robert Todd Carroll）所维护的网站（http://skepdic.com）提供了一个列表，从 A 到 Z 按字母顺序可供查询，其中可能包含不少你一直就想了解的主张和谣言。

若想从漫画的角度来了解这些骗局，请访问可疑医疗器械博物馆（Museum of Questionable Medical Devices，http://www.museumofquackery.com/)，这是一个基于明尼阿波利斯市的古怪博物馆的互联网版。大多数人会同意，搞笑诺贝尔奖的前身《不可思议的研究年鉴》（*Annals of Improbable Research*，AIR，http://www.improb.com) 里面集中了科学界各种业内笑话。AIR 发布一些千奇百怪、看上去没有什么实际应用价值，但是 100% 的纯科学实验。顺势疗法在里面屡见不鲜。对于铁杆健康迷，如果你深挖的话，美国国立卫生研究院的网站（http://www.nih.gov）里含有各式各样的信息。还有一个有用的网站是美国国家医学图书馆的 PubMed 服务（http://www.nlm.nih.gov/hinfo.html），此网站为大家提供数以千计的专业健康期刊，读者可以搜索并免费阅读文献摘要。